AF384268

Td 57/111

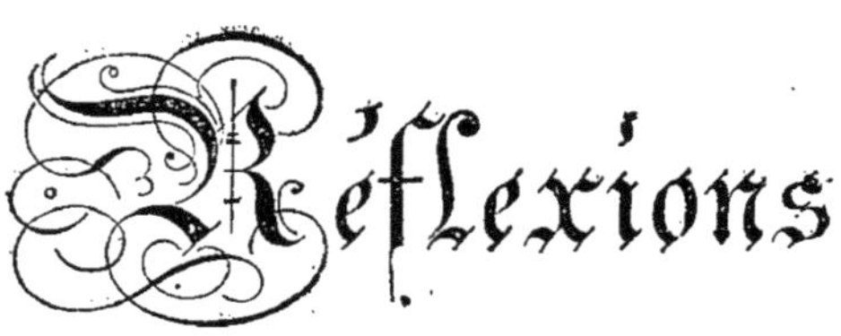

SUR LE CHOLÉRA-MORBUS.

RÉFLEXIONS

ANALYTIQUES ET CRITIQUES

SUR LE

CHOLERA-MORBUS,

CONTENANT

L'EXPOSÉ D'UN NOUVEAU MOYEN THÉRAPEUTIQUE
CONTRE CETTE MALADIE,

PAR J. SABLAIROLES,

Ancien Professeur particulier de Pathologie médicale ; Professeur agrégé à la Faculté de Médecine de Montpellier ; ex-Vice-président du Cercle médical de cette Ville ; Membre correspondant de la Société médicale d'émulation de Paris ; des Sociétés royales de médecine de Lyon, de Marseille, de Toulouse, de Bordeaux, de Tours, de Louvain et de plusieurs autres Sociétés savantes, nationales et étrangères.

« En méditant ce qui a été fait, on arrivera
» plus sûrement à la conclusion de ce que l'on
» doit faire. »
Rapport et instruction pratique sur le choléra-morbus de Paris. (DOUBLE.)

A PARIS,

CHEZ JUST ROUVIER, LIBRAIRE,
Rue de l'Ecole de médecine, n.º 8.

ET A MONTPELLIER , CHEZ SEVALLE , LIBRAIRE,
Rue du Gouvernement.

1832.

V.ᵉ GARDEL-TEISSIÉ,
Imprimeur-Libraire, à Carcassonne.

AVANT-PROPOS.

Si des observations, fidèlement recueillies et sévèrement constatées, pouvaient seules dissiper les doutes et fixer les opinions des médecins, tant sur le siége que sur la nature d'une maladie, ce serait, sans contredit, sur le siége et la nature de celle qui, après avoir ravagé simultanément ou successivement, tantôt le sol brûlant de l'Inde, tantôt les terres glacées de l'empire Russe, tantôt enfin plusieurs contrées de notre vieille Europe, est venue porter le théâtre de ses fureurs jusque sur une partie de la France. Malheureusement les résultats n'ont pas été en raison des moyens d'investigation. Mais si, malgré leurs infatigables efforts, les praticiens les plus renommés des deux mondes, n'ont pu répandre une assez vive lumière sur ces points encore si obscurs du choléra, nous pouvons dire, du moins, à leur gloire, qu'ils ont tous voulu apporter leur tribut de consolation à la société effrayée, fournir, à la science, de nouveaux faits, à l'art, de nouvelles conquêtes ou d'heureuses applications thérapeutiques, et contribuer ainsi pour quelque chose au bienfait de l'extinction de cet horrible fléau.

Un si bel exemple ne sera pas perdu pour nous ; et, à défaut d'expérience personnelle, nous voulons, comme tous les hommes de l'art, rechercher et examiner avec soin ce que d'autres ont été à même d'observer et de recueillir sur le choléra-épidemique. Et, *si non licet omnibus adire Corinthum*, il n'en est pas moins du devoir de tout médecin, quelle que soit, quelle que puisse être sa position, de publier modestement le résultat de ses lectures, de ses méditations calmes, profondes, et de poser ainsi une pierre à l'édifice, en attendant l'architecte qui saura en comprendre et en ordonner l'exécution.

Que d'autres s'occupent de faire l'histoire complète de l'épidémie ; notre tâche, à nous, consiste uniquement dans une appréciation exacte, dans une analyse raisonnée, critique , tant des phénomènes anatomico-physiologico - pathologiques du choléra-morbus , que des méthodes employées , soit pour le prévenir , soit pour le combattre. Cette tâche, qui peut paraître simple au premier abord, se trouve néanmoins hérissée de grandes difficultés : aussi n'a-t-il fallu rien moins que la crainte de voir arriver le choléra dans notre cité , pour nous les faire affronter. Et comme les temps d'épidémie sont, ainsi que l'a très-judicieusement remarqué M. Double, des jours de frayeur et de désordre ; comme tout se fait alors avec précipitation ; comme tout se passe dans le tumulte et la consternation, nous avons cru devoir nous préparer à ces agitations dans les momens de calme parfait. Heureux si, après une étude approfondie des auteurs qui ont décrit le choléra, si , après des recherches laborieuses , si , après un examen long-temps soutenu des documens péniblement réunis, si enfin, après une analyse sévère des faits nombreux rassemblés sur cette grave maladie, nous pouvons justifier de plus en plus la haute confiance dont nos nouveaux concitoyens ont daigné nous honorer, dissiper quelques doutes, rendre la thérapeutique plus rationnelle, et arracher, à l'épidémie, quelques-unes de ses victimes !

Mais quelque louables que soient nos intentions, il nous semble déjà entendre quelques esprits inquiets ou par trop exigeans manifester leur étonnement de ce qu'un médecin de province se permet d'écrire sur une maladie que sa position ne lui a pas permis d'observer. On a donc oublié que les Boisseau, les Dupuytren, les Littrè, et autres auteurs non moins recommandables, n'avaient pas attendu que le choléra promenât sa faux homicide dans les rues de la capitale pour s'en occuper, et que, loin de censurer leurs précoces productions, tout le monde, au contraire, a su en apprécier le mérite positif. Nous pouvons même dire, sans crainte d'être démenti, que, quoique composés avec des documens recueillis au loin et par des mains étrangères, les ouvrages de MM. Boisseau et Littré, sont regardés comme les meilleu-

res monographies que nous possédions sur le
choléra-épidémique. D'où l'on peut conclure, avec le savant docteur Ducasse, (1)
que la médecine ne consiste pas toute entière
seulement dans les observations (2) ; que ,
pour être d'un grand poids dans la balance ,
ces observations réclament un esprit supérieur pour les comprendre, une raison
éclairée pour les coordonner, et un génie
intelligent pour en faire jaillir la lumiére.
Ce ne sont point d'ailleurs les matériaux
qui manquent aujourd'hui. Les faits innom-
brables, recueillis par les premiers praticiens
du monde, et qui débordent malheureusement encore de tous côtés, donnent à notre
proposition une démonstration mathématique. Ce qui importe donc le plus maintenant,
c'est de bien enregistrer toutes les histoires

---

(1) Voyez l'exposé des travaux de la société royale de
médecine de Toulouse fait, par cet estimable confrère,
le 10 mai 1832, dans la séance publique de cette société.

(2) C'est donc à tort qu'on reproduit sans cesse ces
paroles de Fred. Hoffmann : *ars medica tota in obser-
vationibus.* Les observations seules, en effet , ne constituent
point la science, pas plus que des matériaux rassemblés
au hasard sur une place publique ne constituent un édifice.

particulières , de les bien contrôler, de les bien analyser ; et de ce contrôle , de cette analyse, source féconde de toutes les véritables indications à remplir, surgiront des principes thérapeutiques , fixes , précis, sans lesquels, ne craignons pas de le dire, il est impossible de sortir de l'ornière , et de ne pas faire une médecine purement empirique. Enfin nous dirons qu'en faisant paraître ce faible travail, nous n'avons eu en vue que d'analyser avec soin , tout ce qui a été fait jusqu'à ce jour , afin de nous élever à des considérations générales, et d'en déduire ensuite des corollaires pratiques , conformes aux circonstances aussi variées que nombreuses qui doivent nécessairement faire subir une foule de modifications à l'hygiène et à la thérapeutique du choléra. Il est donc indispensable de fixer la valeur relative de chacune de ces circonstances par rapport à l'emploi de tel ou tel mode de traitement. Voilà la méthode qu'on aurait dû suivre (1); et c'est pour ne pas l'avoir

____

(1) Descartes répétait souvent que c'était sa *méthode* qui

suivie, que la thérapeutique du choléra a fait si peu de progrès, et que les praticiens, même les plus distingués, ont éprouvé de si grands revers. Cela vient de ce que croyant avoir des idées précises sur la nature du choléra, chaque médecin lui a opposé une méthode particulière de traitement. De là, les toniques et les excitans, à côté des saignées et des calmans ; les évacuans à côté des astringens ; les boissons à la glace à côté des boissons chaudes ou des applications d'une chaleur très-vive ; le punch à côté de l'eau de gomme ; en un mot, toutes les armes que renferme notre arsenal thérapeutique, ont été aiguisées et dirigées contre la maladie épidémique.

Nous n'aurions pas à gémir sur les fâcheux effets de cette déplorable et funeste contradiction, si l'on se fût bien pénétré de l'idée que tant que la *spécificité* de la cause génératrice du choléra, tant que sa *nature* nous

---

le rendait supérieur aux autres ; et un médecin célèbre, Capivaccius, répétait souvent aussi : *discite meam methodum et habebitis mea arcana.*

serait inconnue , il était anti-logique , anti-médical , de chercher à le combattre par une méthode spéciale et exclusive de traitement. Aussi , lorsqu'on examine ce qui a été fait par les médecins de toutes les nations , de tous les pays , on ne tarde pas à s'apercevoir qu'une foule de moyens thérapeutiques ont été indiqués , mais qu'aucune médication n'à été adoptée suivant une méthode expérimentale , qu'aucune vue rationnelle n'a été présentée sur les traitemens mis en usage , chacun suivant les limites du fait nettement déterminé. Voilà cependant toute la médecine ; et elle ne peut être que là , párce que toutes les indications se trouvent basées sur les faits ; qu'elles sont le résumé général des faits , et non le résultat d'une conception imaginaire ou d'une idée théorique. De cette manière , les indications sont d'autant plus faciles à remplir, que, loin d'écarter aucune méthode de traitement, toutes, au contraire, peuvent devenir instrument de guérison entre les mains d'un homme habile , mais libre de toute prévention. Et pour ne citer qu'un exemple propre à confirmer tout ce que nous venons d'avancer , nous dirons que , malgré le ton dogmatique avec lequel la théorie de la *gastro-entérite* a été lancée dans le monde par M. Broussais , elle n'a fait qu'ajouter une erreur à tant d'autres. Heureusement , le temps fait , tous les jours , justice des idées exclusives de cet illustre auteur , et bientôt sa doctrine ne sera plus qu'un fait historique.

Quant à nous, pour ne pas nous exposer aux erreurs graves que nous venons de signaler, nous suivrons une marche plus philosophique que celle suivie par nos dévanciers. Et d'abord, nous commencerons par avouer que la nature du choléra nous est inconnue ; qu'instruit par l'expérience et l'observation, nous savons seulement que le choléra est susceptible de revêtir diverses formes qui réclament chacune un traitement particulier ; traitement qui doit ensuite être modifié suivant l'âge, le sexe, le tempérament, les habitudes, les répugnances particulières, les saisons, les cli-

mats, les complications, et surtout les
périodes de la maladie. Considéré sous ce
vaste point de vue, le traitement du choléra
ne consistera plus dans un traitement singu-
lier, spécial, et désigné sous le nom de
traitement de tel ou tel. Ce traitement n'est
qu'un rêve creux, une fiction, une chimère ;
il n'a jamais existé que dans les têtes des
hommes à système. Le rechercher, c'est
s'abuser ; l'avoir trouvé, c'est mentir.

Malheureusement, on s'obstine à faire
consister la médecine dans la prescription
de quelques substances médicamenteuses ;
et le vulgaire stupide, dès qu'il veut prononcer sur ce qu'il ignore, ce vulgaire qui
appartient à toutes les classes, qui loge à
tous les étages, ne veut voir dans le médecin
que l'homme qui formule une ordonnance,
et ne lui demande qu'une drogue ; il est loin
de s'enquérir des connaissances acquises par
celui auquel il va confier sa vie. Qu'un homme
instruit conseille et guérisse un malade, rien
n'est plus ordinaire ; que l'on dise qu'un
ignorant en fait de même, c'est là le mer-

veilleux, et l'on y court : l'incroyable fut toujours cru. Je ne puis, dit M. Caffe, à qui nous empruntons ce passage, je ne puis oublier le distique que j'entendis pour la première fois, lorsque j'assistais aux leçons du célèbre physiologiste Martini :

Fingit se medicum quisquis, idiota, profanus,
Judæus, Monachus, Histrio, Rasor, Anus.

Et cependant le traitement des maladies ne peut être que la conséquence, que le résultat définitif de toutes les branches qui complètent les sciences médicales ; c'est le corollaire des principes, l'application des théories ; le traitement, en un mot, est la médecine appliquée. La thérapeutique qui n'est pas une conclusion pratique médicale, n'est souvent qu'un poison.

En étudiant l'art de guérir dans cet esprit, on peut se livrer à la douce espérance de voir s'évanouir insensiblement l'éternelle accusation qu'on lui fait d'être une science conjecturale. Sans doute, la médecine est trop souvent conjecturale, et ce n'est pas,

(12)

ainsi que nous l'avons dit ailleurs (1) , sans
gémir profondément sur notre insuffisance,
que nous faisons cet aveu. Mais je le
demande : est-il toujours d'une exacte justice de faire à la médecine seule un reproche
qui pourrait être également dirigé contre la
plupart des sciences humaines ? La théologie,
en effet, n'a-t-elle pas ses ténèbres ? La
géométrie, ses problêmes insolubles ? La
jurisprudence, ses variations ? La dialec-
tique, ses sophismes ? La physique, ses
erreurs ? La grammaire, ses minuties ?
L'éloquence, ses paralogismes ? etc., etc. ?
Pourquoi donc vouloir que la médecine eût

____

(1) Voyez le Discours *sur les rapports de la médecine avec
les sciences* que nous prononçames, dans l'amphithéatre de
la faculté de médecine de Montpellier, le 18 avril 1828,
à l'ouverture du cours de pathologie-médicale que, par
ordre de M. le Doyen, nous fumes chargé de faire en
remplacement de M. Baumes. Les nombreux écrits laissés
par ce célèbre et savant professeur, qui, pour le dire en
passant, comptait plus de trente années de professorat et
qui avait obtenu plus de vingt palmes académiques, attes-
tent à la fois, et son talent comme écrivain, et son génie
comme praticien. Aussi voyait-il des malades venir, de
toutes les parties du monde, réclamer ses soins et ses
lumières.

le rare privilége de l'infaillibilité ? Est-il donné à l'industrie humaine de réparer tous les dérangemens de la nature ? Le pilote le plus expert, au milieu d'une mer courroucée, cède quelquefois aux assauts de la tempête, et sa manœuvre, quoique savante, ne peut dérober le navire aux flots qui conspirent pour l'engloutir.

RÉFLEXIONS

ANALYTIQUES ET CRITIQUES

SUR LE

CHOLÉRA-MORBUS,

CONTENANT

L'EXPOSÉ D'UN NOUVEAU MOYEN THÉRAPEUTIQUE
CONTRE CETTE MALADIE.

CHAPITRE PREMIER.

HISTORIQUE ET MARCHE GÉOGRAPHIQUE DU CHOLÉRA.

> « Je n'enseigne point, je raconte. »
> (*Montaigne.*)

§. I.er — *Quelques mots sur la partie historique du choléra.* Dans le Chapitre XXXVII.e de l'Ecclésiaste, la bible exhorte à la tempérance (1), en parlant du choléra, ce qui prouve évidemment son ancienneté.

---

(1) ℣. 32. *Noli avidus esse in omni epulatione, et non te effundas super omnem escam ;*

℣. 33. *In multis enim escis erit infirmitas, et aviditas appropinquabit usquè ad choleram ;*

℣. 34. *Propter crapulam multi cholerâ obierunt.*

Si nous consultons les auteurs qui , depuis Hippocrate jusqu'à nos jours , se sont occupés de cette maladie , nous verrons qu'elle a régné , à diverses époques , en Grèce , dans l'empire Romain , aux Indes , dans l'Europe moderne , en Angleterre , en Allemagne , à Constantinople , en Egypte , en Italie , en France , par-tout avec à peu près les mêmes symptômes , tantôt à l'état sporadique , tantôt à l'état catastatique , tantôt à l'état endémique , tantôt à l'état symptomatique , tantôt enfin à l'état épidémique. C'est sous cette dernière forme , la seule qui va fixer exclusivement notre attention , que l'ont étudiée les médecins contemporains qui ont écrit depuis 1817. Nous allons indiquer très-sommairement, d'après M. Voisin , la marche géographique de cet horrible fléau , si vieux pour l'Inde et si nouveau pour l'Europe.

§. II.e — *Marche géographique du choléra.* Née en 1817, à Jessore , au Bengale , l'épidémie cholérique passa , en 1818, dans les vallées indiennes du Catmandou , qui sont élevées de quatre mille pieds au-dessus du niveau des mers. Pendant quatorze ans , elle a fait deux cents irruptions dans ces contrées ; elle a remonté le Bourrampouter , le Gange , et s'est élevée à une hauteur de six mille pieds.

La côte de Coromandel a été ravagée pendant

quatorze ans : il y a eu cent soixante-dix irruptions dans les principales villes. La côte de Malabar
fut atteinte également. Rien n'arrêta la maladie :
elle se déclara à Banka, à six cents lieues de
Jessore, lieu de son origine ; à Java, à Bornèo ;
huit cents lieues ; aux Philippines, aux Moluques,
aux Iles de France, de Bourbon, qui sont à quinze
cents lieues du lieu de sa naissance. Elle fit cinq
irruptions en Perse, en Syrie, de 1821 à 1830 ;
atteignit les religieux du Mont-Ararat, remonta
le Tigre, l'Euphrate, ravagea les déserts pierreux
de la Syrie. En 1823, 1828 et 1829, elle se mani-
festa en Russie ; en 1831, elle passa en Pologne,
en Autriche, en Prusse, en Allemagne, en Angleterre et en France, en 1832.

Somme totale, elle a embrassé, en quatorze
ans, une aire de deux mille deux cent cinquante
lieues du nord au sud, de deux mille de l'est à
l'ouest : franchissant les mers et les montagnes,
également terrible par le froid et la chaleur, la sé-
cheresse et l'humidité ; attaquant l'Indien, le
Chinois, le Malais, l'Arabe, le Persan, le
Tartare, l'Allemand, l'Anglais et le Français ;
exerçant des ravages sur les deltas marécageux du
Gange ou du Volga, sur les sables d'Yémen, les plai-
nes de Perse ou les versants du Caucase ; suivant les
caravanes, les armées, les expéditions navales ;
disparaissant d'une ville pour y revenir quelquefois avec plus d'intensité ; se montrant en deux

lieux simultanément, et sans qu'aucune voie de communication en puisse expliquer le transport; sur deux camps voisins, frappant l'un, épargnant l'autre; en un mot, capricieuse, bizarre, incompréhensible, cette maladie, *sui generis*, ne suit aucune marche, ne connaît aucune limite, se joue de toutes les précautions, ne redoute aucune arme, si ce n'est pourtant l'habileté sagace du médecin instruit.

Quatre cent trente-trois irruptions ont eu lieu dans l'Inde britannique, pendant quatorze ans. Six cents cinquante-six dans l'Archipel indien et l'Asie orientale, l'Arabie, la Perse, la Mésopotamie, la Syrie et l'empire Russe : plus de quatre-cent mille villes d'Asie ou d'Europe ont été atteintes, et plus de quarante millions d'individus ont succombé...! Tel est le fléau dévastateur dont nous allons essayer de donner une description aussi succinte que rapide.

CHAPITRE II.

Symptômes du choléra.

> « Les mêmes symptômes d'une maladie ne
> « signifient pas tout-à-fait la même chose. »
> (Stoll.)

§. I.ᵉʳ — *Considérations générales.* A la vue des révolutions profondes de la nature, en présence des constitutions médicales, avant-coureurs certains des maladies épidémiques, tous les grands observateurs ont toujours considéré comme le premier fait, comme le fait capital, l'influence épidémique. Cette remarque, éminemment pratique, faite d'abord par le père de la médecine, et consacrée ensuite par les Baillou, les Sydenham, les Ramazzini, les Stoll, et par tous les hommes, en un mot, qui appartiennent à l'école historique et expérimentale, cette remarque, on aura peine à le croire, a été méconnue par le chef de la doctrine de l'irritation. Et cependant, comment pouvoir méconnaître la cause universelle d'un modificateur nouveau, alors qu'on peut en suivre les progrès, et en montrer les effets dans toutes les circonstances d'une maladie qui sévit sur un nombre notable d'habitans d'un même endroit ! Ainsi, dans celle qui, après avoir ravagé diverses contrées, est venue répandre le deuil sur une partie de la France, on a toujours vu les populations ressentir, quoiqu'à des degrés différens, ce que nous appelons *l'influence épidémique*. Beaucoup de médecins établissent même une proportion numérique, et affirment que sur 100 individus atteints par le choléra, 99 en ont eu les symptômes précurseurs qui, traités convenablement, sont nécessairement curables, et préviennent à coup sur la période cyanique ; ce qui a fait dire à un médecin allemand que l'on ne mourait du choléra que lorsqu'on le voulait.

Malgré des faits aussi positifs, puisqu'il s'agit de chiffres, quelques auteurs, en très-petit nombre il est vrai, ont avancé que le plus souvent le choléra éclate soudainement et sans aucun pro-drôme. Mais si cette opinion était fondée, il s'ensuivrait, ainsi que l'a fait observer notre savant et malheureux ami, le professeur Delpech dont la science et l'humanité ont à déplorer la perte, que, dans certains cas, la période d'imminence manquerait, et que la maladie commencerait par les symptômes qui caractérisent la seconde. Or, cette prévention est évidemment erronée; et ce qui le prouve, c'est que, toutes les fois qu'on a pu examiner avec soin les malades, ou que ceux-ci ont pu reporter leur attention sur le passé, on est *toujours* parvenu à constater que la maladie avait été précédée, sinon par tous, du moins par quelques uns des symptômes que nous allons signaler. D'où nous croyons être en droit de conclure que, s'ils n'ont pas été observés dans toutes les circonstances, c'est parce que les per-sonnes, soumises à l'influence épidémique, n'avaient pas porté une attention suffisante à cette première forme de la maladie qu'on a désignée, dans le monde, sous le nom de *cholérine.*

§. II.ᵉ — 1.ʳᵉ *Période ou période d'imminence.* Cette période est caractérisée par des lassitudes dans les membres; par un malaise vague pour les

personnes qui ne s'observent pas avec soin ; par
une sensibilité peu commune déterminée par des
courans d'air frais , des frissons passagers, des
maux de tête , des étourdissemens , de l'inap-
pétence , de la soif, des flatuosités , des borbo-
rygmes , des coliques , de la constipation ; d'autres
fois , des selles fréquentes et liquides ; par des
urines rares ; dans certains cas ; au contraire , par
un flux d'urine remarquable (BARRY) ; par un
sentiment de faiblesse quelquefois tellement pro-
noncé, que les personnes atteintes ne savent à quoi
attribuer une exténuation que rien n'explique ;
enfin par des syncopes imminentes à chaque effort
musculaire que se permettent les malades qui ne
sont encore retenus, ni au lit, ni dans leur chambre ;
aussi les voit-on ordinairement vaquer à leurs impé-
rieuses occupations. Souvent même ces symptômes
sont surmontés par l'énergie ou l'insouciance du
patient. Mais si, par une sécurité aussi fausse que
dangereuse, ils dépassent les heureuses limites de
la période que nous venons de décrire , on voit
bientôt se manifester ceux de la seconde.

§. III.e — 2.e *Période.* A l'expulsion des alimens
contenus dans l'estomac , succèdent presque toujours (1) accompagnés d'angoisses inexprimables , des vomissemens de matières jaunâtres ,

____

(1) Nous disons presque toujours, parce qu'on les a vus
manquer quelquefois.

verdâtres ou même brunes, mêlées ordinairement de flocons blanchâtres, présentant l'aspect d'une émulsion ou d'une décoction un peu épaisses de riz ou de gruau. Poussées avec force, et comme par le jet d'une seringue les matières des selles ressemblent à celles des vomissemens. Toutes deux ont une odeur caractéristique: elle est acide, mais en même-temps nauséabonde, aigre-douce. Cette odeur qu'il est, dit-on, impossible de ne pas reconnaître, lorsqu'on l'a une fois bien sentie, a quelque analogie avec celle de la vapeur d'iode ou de chlore. La sueur des malades semble en exhaler une pareille. On doit dès-lors s'exercer à la constater, parce qu'à défaut d'autres signes, elle pourrait, disent les rédacteurs des archives générales de médecine, suffire pour établir le diagnostic.

Une soif inextinguible tourmente alors les malades de la manière la plus cruelle.

Compagnes fâcheuses et inséparables des évacuations qui ont lieu, soit par le haut, soit par le bas, des crampes portent successivement leur action sur les pieds, les jambes, les mains, les avant-bras, ainsi que sur toute la longueur des membres pelviens et thoraciques, où elles simulent tantôt une pleurodynie, tantôt une péritonite, mais, plus fréquemment encore, un lombago. Plus les crampes sont violentes et générales, plus l'issue de la maladie est à redouter. Voyez, en effet, ce qui se passe chez un cholérique, parvenu à cette phase si affreuse de la maladie, désignée sous le nom de *période algide* ou de *concentration*, qui, soit dit en passant, n'a presque jamais manqué à Paris durant la première quinzaine de l'Épidémie, voyez, dis-je, et prononcez.

§. IVe 3.e *Période.* Les traits de la face éprouvent une altération profonde, caractérisée par une cyanose ou coloration bleue bronzée de la peau dans une étendue variable, par le refroidissement (1) de toutes les parties extérieures, et surtout des extrémités inférieures, en un mot, par un abbattement extrême et par une cadavérisation presque soudaine. Le pouls devient petit, filiforme, précipité, irrégulier; souvent même, il cesse tout-à-fait d'être appréciable aux artères radiales et faciales. L'action de l'organe central de la circulation éprouve une diminution notable; les poumons ne remplissent plus qu'avec peine et d'une manière imparfaite, les fonctions qui leur sont confiées : aussi l'auscultation de la cavité thoracique ne laisse souvent reconnaître que difficilement les battemens du cœur et les mouvemens respiratoires; l'air expiré est privé de chaleur; la voix, toujours très-faible, est le

____

(1) Cette température s'est abaissée quelquefois jusqu'à 14 ou 15 degrés.

plus souvent cassée, soufflée; il existe une grande
oppression et des syncopes momentanées fréquentes; des crampes très-douloureuses ou des
contractions partielles et violentes se manifestent
dans les muscles des membres et du tronc; des
envies d'uriner se font sentir, mais le malade
fait des efforts qui sont toujours infructueux;
les évacuations par haut et par bas deviennent
de plus en plus rares; la surface entière du corps
se couvre d'une sueur froide et visqueuse; la
langue elle même est froide et d'un blanc nacré-
violacé; les paupières paraissent insuffisantes; les
yeux sont caves et enfoncés profondément dans
leurs orbites; une coloration bleuâtre, comme
ecchymosée, se fait remarquer sur la partie inférieure de la cornée et de la conjonctive; la
pupille se dilate; une matière pulvérulente
grisâtre recouvre les cils des paupières et l'entrée
des narines; le nez est effilé; les joues et les lèvres
appliquées sur les os maxillaires et exprimant leurs
contours, font paraître la bouche exagérée; les
tempes s'excavent; les rides du front, concentrées
vers le haut, et déplaçant dans la même direction
l'ensemble des traits, donnent à la face un aspect
cadavéreux; les malades éprouvent une impa-
tience et des angoisses inexprimables; ils se plai-
gnent et changent continuellement d'attitude; ils
jettent leurs bras à droite et à gauche, se dé-
couvrent, sortent leurs jambes, tournent la tête,

tantôt d'un côté, tantôt de l'autre, sans qu'elle quitte jamais l'oreiller; et s'ils veulent soulever quelque partie de leur corps, elle retombe malgré eux comme une masse inerte; la peau est sèche, elle ne se rétracte pas, et un pli, fait au col ou à la poitrine, reste saillant; les vomissemens et les selles s'arrêtent assez communément à cette époque du choléra, et c'est alors qu'on a entendu des malades annoncer qu'ils se sentaient mieux, tandis qu'ils n'avaient que quelques instans à vivre. En effet, on a vu des cholériques expirer tout à coup, sans éprouver des mouvemens convulsifs, ni de douleur apparente, sans avoir perdu le plus souvent l'usage des facultés in-tellectuelles, sans laisser même aux assistans le temps de saisir cette terminaison fatale, tant la transition est insensible, tant il y a de ressem-blance entre le vivant et le cadavre.

Mais, hâtons-nous de le dire, la mort ne vient pas toujours terminer cette scène de souffrances et d'horreurs. Chez un certain nombre de malades, les symptômes effayans de cette période s'amendent successivement; la peau se réchauffe et devient halitueuse; la circulation se ranime; la respiration reprend peu à peu son état normal; le pouls, devenu appréciable, est plus fréquent; toutes les fonctions, en un mot, acquièrent de l'énergie, et retournent insensiblement à leur état primitif. On voit alors débuter la quatrième et dernière période, connue sous le nom de *période æstueuse ou de réaction.*

§. V.ᵉ *4ᵉ. Période.* Les phénomènes de cette période, qui arrive au bout de deux, quatre, cinq, six jours, rarement plus tard, sont très-insidieux : ils ont souvent trompé des observateurs même attentifs. En effet, on a regardé comme guéris ou convalescens des malades qui étaient fort loin de l'être. L'erreur d'ailleurs est d'autant plus facile à commettre, que les signes qui annoncent la réaction, ne sont autres que ceux de la convalescence.

Le pouls acquiert successivement de la force et conserve de la régularité ; la température s'élève ; la langue et l'haleine se réchauffent ; la respiration reprend de la fréquence et de la facilité ; le timbre de la voix devient plus sonore ; les traits reprennent leur état normal. On voit alors disparaître la teinte violette de la peau, et être remplacée par la rougeur de la face et ensuite de tout le corps ; l'anxiété épigastrique cède peu-à-peu ; les coliques et les crampes disparaissent ; la diarrhée et les vomissemens se suppriment ou éprouvent une diminution notable ; enfin une transpiration plus ou moins abondante, accompagnée, au bout de 24, 48 heures, d'éruptions diverses, termine heureusement cette période modérée, mais souvent suffisante pour amener la convalescence. Hâtons-nous toutefois de dire que l'issue n'est pas toujours aussi favorable, et qu'on a vu, dans certains cas, la réaction fébrile se prolonger, devenir violente, exagérée.

Un pouls plein, dur, fort et fréquent ; une respiration élevée, fréquente, forte ; une peau très-chaude, tantôt couverte de sueurs abondantes, tantôt conservant une extrême aridité ; une face vultueuse et un regard animé ; des yeux fortement injectés se remplissant parfois de larmes ; une chaleur et une douleur considérables de toute la région abdominale ; une langue rouge et irritée ; des vomissemens ; une soif inextinguible ; une céphalalgie obtuse, gravative, et presque toujours sus-orbitaire ; de l'insomnie, de l'agitation et du délire, tels sont les caractères essentiels de la forme dite inflammatoire qui fixe en ce moment notre attention, et qui a été observée souvent chez des sujets pléthoriques, gros et robustes. N'oublions pas de noter que c'est avec cette forme qu'on voit apparaître des congestions cérébrales ou rachidiennes, des gastro-entérites, et même de véritables phlegmasies de la plèvre ou de l'organe parenchymateux qu'elle recouvre.

L'observation vient de nous montrer la période de réaction, tantôt modérée, tantôt violente, exagérée. Nous allons la voir maintenant marcher avec lenteur, avec irrégularité, et revêtir même des symptômes ataxiques plus ou moins graves.

Le pouls est irrégulier, serré, vif; la respiration, fréquente, précipitée; des soubresauts dans les tendons et des mouvemens convulsifs se déclarent; le froid alterne avec la chaleur; l'haleine du malade se réchauffe à peine; la cyanose persiste; les urines restent supprimées ou ne coulent qu'à de longs intervalles, en petite quantité, et presque toujours claires; la diarrhée augmente; l'anxiété épigastrique est beaucoup plus vive; (elle torture cruellement les malades); quoique souple, l'abdomen est retiré sur lui-même; il est affaissé, molasse; la langue devient aride, rouge, brune, surtout dans sa portion longitudinale et moyenne; la pointe paraît arrondie; les dents, les gencives et les lèvres sont souvent recouvertes d'un enduit fuligineux; quelques sueurs équivoques se montrent de temps en temps; la prostration des forces fait des progrès; le collapsus s'établit de nouveau; le délire est remplacé par un état comateux prolongé, considérable; une grande lenteur dans les réponses et dans les mouvemens, même les plus simples, en est le premier et le plus sûr indice; le malade se tient, tantôt demi fléchi sur le flanc, tantôt dans l'extension en supination (1); souvent il arrache les duvets de son lit,

______

(1) Cette dernière forme de décubitus est commune chez lui aux approches de la mort.

(*carphologie*) agite, d'une manière désordonnée, les bras ou les jambes, et s'il fait des efforts pour se lever, il retombe bientôt vaincu par son impuissance musculaire; il veut cependant sortir; il demande des alimens, assurant qu'il se trouve beaucoup mieux. L'amaigrissement fait toujours des progrès; le hoquet survient, et le malade meurt au bout de huit, dix, quinze jours. D'autres fois, on l'a vu périr tout à coup, au moment même où l'on se félicitait de la marche heureuse de la maladie et de la proximité de la convalescence, sans qu'on pût, le moins du monde, ni prévoir, ni expliquer une mort aussi inopinée.

Si, au contraire, le choléra doit avoir une issue favorable, on voit disparaître, d'une manière plus ou moins rapide, la diarrhée, les vomissemens, les crampes, les coliques, l'anxiété épigastrique, la cyanose, le délire, le coma, et tous les symptômes fâcheux qui appartiennent à la forme cholérique dont nous venons de tracer le tableau. Mais qu'on y prenne garde, cette convalescence, objet de tous les vœux, de toutes les espérances, accuse sans cesse un état indéfinissable de langueur et d'abattement.

On ne saurait donc trop répéter que le plus léger écart de régime, la plus petite fatigue physique, l'exposition au froid et à l'humidité, de faibles contentions d'esprit, les affections tristes de l'âme, suffisent pour décider une rechûte qui place les malades dans la situation la plus défavorable et la plus fâcheuse.

On voit alors, disent tous les observateurs, et notamment les médecins de Paris (1), se développer soudainement, d'une manière tumultueuse, la plûpart des accidens graves de la maladie. Les symptômes se pressent; les accidens se multiplient; les périodes se confondent, et le plus ordinairement le malade succombe, malgré tous les secours de l'art.

Les rechûtes à leur tour font souvent surgir diverses mutations de maladies; c'est ainsi que les praticiens de la capitale ont noté : des gastro-entérites, des méningites, des états typhoïdes aigus ou chroniques, des péripneumonies, des fièvres intermittentes, etc.

Telle est la marche générale la plus ordinaire du choléra-asiatique. Nous disons la plus ordinaire, parce qu'il est impossible qu'au milieu des circonstances aussi nombreuses que variées où elle agit, cette grave maladie présente, dans tous les cas, cette succession nette, tranchée, bien dessinée des quatre périodes, (2) qu'une contemplation exacte

____

(1) Lisez le rapport et l'instruction pratique sur le choléra-morbus de Paris, rédigés d'après la demande du gouvernement, par une commission de l'Académie royale de médecine.

(2) Il est essentiel de dire qu'il est assez rare de voir coexister, sur le même individu, tous les symptômes que nous avons décrits; souvent il en manque quelques-uns.

des faits les mieux observés lui a fait assigner par
tous les praticiens les plus recommandables, et
dont s'honore à juste titre l'art de guérir. Qu'on ne
vienne donc plus nous répéter que ce n'est là qu'un
jeu de l'imagination, qu'une vue spéculative de l'esprit. Quant à nous, qui ne voulons voir dans le
choléra que ce qui y est et non ce qu'on voudrait
y voir, nous regardons et nous regarderons
toujours cette distinction comme éminemment
pratique : elle seule, en effet, peut servir de
base aux principes d'une saine thérapeutique,
unique but vers lequel doivent tendre tous les
efforts du médecin. Sans doute, ici comme dans
toutes les maladies en général, la nature ne
s'assujettit pas à une marche fixe, invariable.
On a vu, en effet, le choléra suivre, dans
plusieurs cas, un cours fort irrégulier : tantôt
c'est le quatrième degré qui succède au second ;
tantôt les deux premiers se confondent ; tantôt
enfin le malade succombe sans que les symptômes
propres au quatrième degré se soient manifestés.
Disons aussi, dans l'intérêt de la vérité comme
dans celui de l'art et de l'humanité, que nulle
corrélation, nulle dépendance, nul rapport,
soit de durée, soit d'intensité, n'ont pu être
constatés quelquefois entre les diverses périodes
dont nous avons donné une exacte description.
Disons encore, moins toutefois pour être vrai
que pour être utile, qu'indépendamment de ces

variations et de ces degrés de durée ou d'intensité,
le choléra revêt des formes qu'il est de la
plus haute importance de distinguer et de
connaître. Ainsi chez les enfans, les femmes et
les sujets très-irritables, on observe une forme
de choléra-spasmodique dans laquelle les symptômes nerveux prédominent : les crampes s'accom-
pagnent de vraies convulsions; il y a même des
symptômes qui simulent le tétanos : aussi n'est-il
pas rare de voir la mort frapper sa victime au
milieu de ces accès. Chez des sujets jeunes,
forts, vigoureux et doués d'un tempérament
sanguin, on a noté la forme inflammatoire. Il
en est d'autres qui présentent le type asphy-
xique etc., etc. Nous ajouterons enfin que,
pendant la période de réaction, on a constaté
sur le même malade, plusieurs des formes que
nous avons décrites, en parlant de cette période.
Ainsi sur le même individu, on a observé la
réaction, tantôt faible, tantôt violente, tantôt
régulière et tantôt irrégulière.

De tout ce qui précède, il est facile de prévoir
que la convalescence peut survenir immédiatement
après que le choléra a parcouru ses phases, et
la guérison complète avoir lieu avec promptitude.
Dans l'immense majorité des cas cependant, tout
l'organisme se trouve dans un état de langueur tel,
que les malades n'arrivent à la convalescence
qu'après avoir lutté long-temps contre les plus

grandes difficultés , et résisté aux accidens les plus graves. Heureux quand la mort , terminaison mal-heureusement trop fréquente , ne vient pas mettre un terme aux souffrances cruelles des cholériques!

~~~~~~~~~~~~~~~~~~~~~~~~~~ * ~~~~~~~~~~~~~~~~~~~~~~~~~~

CHAPITRE III.

ANATOMIE PATHOLOGIQUE DU CHOLÉRA.

> « En général, l'étendue et l'intensité des lésions
> » anatomiques ont varié en raison de la durée et
> » des formes du choléra. »
> *Rapport et instruction pratique sur le cho-*
> *léra-morbus de Paris.* (DOUBLE.)

§ I.er — *Considérations générales,* Si , malgré les nombreuses ouvertures de cadavres qui ont été faites depuis 1817 jusqu'à nos jours , on n'a pas encore des idées bien arrêtées , fixes , invariables sur la nature et le siége du choléra , il est pourtant vrai de dire que plusieurs anatomo-pathologistes , et notamment ceux de Paris ont beaucoup agrandi le domaine de la science sous ce rapport. Ils auraient même servi plus utilement la science si, en présence des désordres occasionnés par cette maladie , ils les eussent décrits rigoureusement et avec la plus exacte précision , non seulement tels qu'ils étaient mais encore avec toutes les circonstances qui les caractérisaient. Malheureusement l'esprit de sys-tème , et les opinions préconçues ont trop souvent présidé à ce genre précieux de recherche. De là ,
~~~~~~~~~~~~~~~~~~~~~~~~~~

cette négligence, bien reconnue aujourd'hui, d'une foule de nuances anatomiques, inutiles à ceux qui les regardent d'avance comme des traces d'un même travail morbide, de *l'éternelle gastro-entérite*, mais essentielles, mais indispensables aux yeux des observateurs non prévenus, pour qui elles peuvent renfermer, ainsi que l'a très-judicieusement observé M. Jules Guérin (1), des indications différentielles d'une grande importance. Et cependant une réflexion qui se présente tout naturellement à l'homme, même le moins réfléchi, c'est, d'une part, la grande diversité et même l'opposition formelle qu'offrent les résultats fournis par l'anatomie pathologique, quand on les compare d'observateur à observateur, et, d'autre part, la ressemblance ou même l'uniformité de ces mêmes résultats dans tous les cas particuliers, relatés, dit M. Double, par un seul et même observateur. Pour nous, qui ne sommes ni pour le *Roi* ni pour la *Ligue*, qui n'avons aucun système à inventer, ni à soutenir, ni à défendre, qui, dans nos études, n'avons qu'un but, celui de nous rapprocher le plus possible de la vérité, s'il ne nous est pas permis de l'embrasser toute entière, nous tâcherons de démontrer, dans le résumé des

____

(1) Conférez l'utile examen de la doctrine physiologique appliquée à l'étude et au traitement du choléra-morbus, etc. Paris, 1832.

recherches anatomiques faites jusqu'à ce jour et
que nous allons faire passer sous les yeux de nos
lecteurs , nous tâcherons de démontrer que les
lésions cadavériques doivent être , et sont, en
effet, différentes à telle ou telle période , avec
telle ou telle forme , avec telle ou telle intensité,
avec telle ou telle rapidité de la maladie. En tenant
ainsi compte de toutes ces circonstances impor-
tantes , nous arriverons infailliblement à une
interprétation fidèle des faits , et partant à des
conclusions pratiques, d'autant plus logiques,
que nous rapprocherons l'anatomie pathologique
de la symptômatologie , afin de tirer, de cet utile
rapprochement, nos inductions sur le siége , la
nature et la thérapeutique du choléra.

§. II.ᵉ — *Habitude extérieure des individus
morts du choléra.* Les membres supérieurs sont
ordinairement fléchis , les inférieurs étendus; et,
d'après les recherches anatomiques de M. Rayer,
les muscles des individus , morts dans la période
algide, présentent toujours une *raideur cadavéri-
que* fortement prononcée. Le cadavre est souvent
alors dans un état d'émaciation extrême. Les ré-
gions du corps où l'enveloppe cutanée est mince
laissent voir le système veineux rempli de sang ,
et offrent la coloration bleuâtre que nous avons
déjà notée. Cette coloration s'étend aux doigts,
aux orteils et aux ongles. Les yeux presque tou-

jours profondément excavés , sont entr'ouverts. La partie inférieure de la sclérotique , légèrement affaissée , sèche , souvent arborisée par une injection sanguine , est quelquefois tout-à-fait desséchée , noirâtre et demi-transparente. La face , grippée , conserve l'expression de la souffrance.

§. III.ᵉ — *Intérieur.* La contracture qui porte sur tout le système musculaire , s'étend jusqu'au système de la vie végétative. On l'a constatée dans la membrane musculeuse gastro-intestinale. Aussi l'estomac est-il souvent réduit au volume d'un intestin grêle et la valvule pylorique oblitérée ; ce qui peut servir à expliquer l'opiniâtreté des vomissemens chez quelques cholériques. Si le malade meurt dans les premiers jours, les matières contenues dans le tube intestinal sont le plus souvent composées d'un liquide transparent ou légèrement jaunâtre , sans aucune trace de bile , et tenant en suspension des débris de muqueuse. D'autres fois , les intestins ne contiennent presque rien. Si la mort ne survient que dans la période algide ou dans la convalescence , les débris de muqueuse dont il vient d'être question , se trouvent alors associés à un liquide jaunâtre , le plus souvent rougeâtre ou marron ; dans certains cas il ressemble à du résiné : il en a la couleur et presque la consistance.

Si nous portons nos regards sur la membrane muqueuse des intestins, nous y verrons le plus souvent une rougeur plus ou moins prononcée, une injection arborescente, capilliforme ou pointillée, et quelquefois une véritable infiltration sanguine. Chez les individus morts dans la période algide, la membrane muqueuse gastro-intestinale offre un *aspect velouté d'un blanc mat.* Souvent cette membrane, mais surtout la portion intestinale est recouverte d'une couche assez épaisse, et d'une espèce d'éruption granuleuse et grisâtre. Les plaques de Peyer sont blanchâtres, très-rarement rouges et presque toujours peu saillantes. Les follicules intestinaux, isolés, dits de Brunner, sont souvent plus saillans que dans l'état naturel, mais à des degrés différens. Il est essentiel d'observer que leur développement n'existe pas, lorsque le choléra n'a duré que peu de temps.

Des ulcérations du tube digestif ont été notées quelquefois par certains observateurs.

Tantôt sain, tantôt, et c'est le plus souvent, l'estomac est le siége de plusieurs altérations. On l'a vu en général peu volumineux, dilaté, contracté, le plus souvent pointillé et parsemé d'arborisations d'un rouge vif, soit par plaques, soit dans sa totalité, et avec ou sans ramollissement. On a aussi trouvé quelquefois des points d'un blanc mat, d'un volume à peu près égal, et disséminés assez régulièrement.

Le foie est ordinairement gorgé de sang noir et épais.

Plus volumineuse que de coutume, la vésicule du fiel est presque toujours distendue par une bile abondante, verte, brune, noirâtre, épaisse et visqueuse.

Les conduits biliaires, notamment le canal cholédoque, présentent un rétrécissement plus ou moins considérable.

Petite, contractée et enfoncée dans le bassin, la vessie est vide ou presque vide, surtout dans la période algide. Sa membrane interne est ordinairement recouverte d'une couche de mucus crêmeux assez semblable à celui des intestins.

Soumis à la pression, les reins laissent suinter une grande quantité de matière blanchâtre légè-rement onctueuse.

Les poumons sont en général sains; mais un sang noir et liquide sort par larges gouttes à la section des gros vaisseaux sanguins pulmo-naires. Des caillots fibrineux ont été trouvés dans les artères pulmonaires. Les bronches sont souvent d'un rouge cuivré qui se perd à la bifurcation de la trachée, dont la partie supérieure reste tout à fait blanche.

Le cœur et les gros vaisseaux, notamment les veines, cave supérieure, sous-clavières et jugulaires, les veines, cave inférieure, azygos et mésentériques, sont fortement gorgés de sang épais et d'une couleur noire ou violacée, mais sans trace de séparation du sérum d'avec la fibrine. La membrane interne des vaisseaux n'offre rien qui indique un état pathologique quelconque.

Les sinus et les vaisseaux de la pulpe cérébrale, des méninges encéphaliques ou rachidiennes, surtout chez les individus morts dans la période algide, contiennent du sang noir, visqueux, quelquefois même des caillots fibrineux. D'autres fois, après un délire violent ou une profonde stupeur, (*état cérébral cholérique*), manifestés après la cessation du trouble des fonctions digestives, on n'a trouvé aucune congestion notable (RAYER). Un épanchement séreux ou gélatineux, généralement peu abondant, a été remarqué parfois dans les ventricules du cerveau et entre les méninges.

Delpech a vu les ganglions semi-lunaires désorganisés. Soumis à l'inspection d'autres anatomo-pathologistes, ces ganglions, ainsi que les nerfs de la vie organique, n'ont présenté, au contraire, aucune altération notable. On peut en dire autant des nerfs de la vie animale.

Enfin, en terminant le tableau des désordres anatomiques, nous mentionnerons un phénomène curieux, signalé par M. Bégin, l'injection vasculaire des dents, du tissu osseux, véritable coloration en rouge, qui, dans d'autres temps, eût pu faire croire à l'existence d'une vive inflammation des os.

~~~~~~~~~~~~~~~~~~~~~~~~~~~~~~~~

CHAPITRE IV.

DE LA NATURE DU CHOLÉRA.

« Je ne caresse pas les opinions, je cherche
» la vérité. »

(THOMAS, *éloge de Descartes.*)

§. 1.er — *Réflexions générales.* Après avoir fait
un historique exact des symptômes que présentent
les individus atteints de choléra, après avoir
exposé le résumé fidèle des altérations trouvées
à l'ouverture des cadavres, nous allons examiner
si les opinions, émises tour à tour sur la nature
et le siége de cette cruelle maladie, sont le
résultat d'une induction sévère de ces deux
moyens précieux d'investigation, ou si, abusant
de l'analogie et de la logique, on n'est pas
arrivé à de fausses conclusions, ou si enfin,
dédaignant les seules voies qui pouvaient leur
faire assigner leur véritable place dans l'édifice
scientifique, on n'a point préjugé la question,
on n'a point substitué de pures hypothèses à l'interprétation rigoureuse de tous les faits observés.
Car la science ne peut commencer que là où les
données acquièrent ce degré de certitude sans lequel toute la pathologie est douteuse, et la thérapeutique incertaine, empirique ou meurtrière.
~~~~~~~~~~~~~~~~~~~~~~~~~~~~~~~~

Mais qu'entend-on par nature du choléra?

Si par le mot *nature* l'on entend *l'essence intime* du mal , ce qui le fait intrinsèquemment être ce qu'il est , nous sommes forcé de convenir que nous ignorons non seulement en quoi consiste la nature du choléra en particulier, mais encore de toutes les maladies, et disons même de quelque chose que ce soit. Bornons-nous donc , comme l'a dit Condillac, à expliquer ce qu'on peut expliquer , et ne nous piquons pas de rendre raison de tout.

Mais de ce que l'on ne peut point pénétrer jusqu'à l'essence intime du mal, on ne doit pas en conclure qu'il ne faut pas s'enquérir de la nature du choléra pas plus que de toute autre maladie, et voir toujours, au contraire, dans tous les états pathologiques , une lésion d'organes circonscrite, et toute limitée à ce qu'elle offre de phénomènes organiques. Car tout en professant qu'il ne doit exister pour le médecin que des organes sains ou malades , il serait anti-médical de ne pas reconnaître avec les anciens maîtres de la science qu'indépendamment de la nature d'une maladie qui n'est autre chose que sa cause *finale, première, essentielle ,* on doit toujours voir, dans le traitement des maladies , le mode spécial d'action de cette cause sur l'économie animale, et partant, les formes particulières qu'elles revêtent. Quel est, en effet, le praticien , vraiment di-

gne de ce nom, qui ne verrait dans les symptômes nombreux, variés, d'un empoisonnement
que les formes qu'il revêt, et non la nature même
de la substance qui l'a produit? Il faut donc admettre qu'il y a, dans le cas que nous venons de choisir
pour mettre, dans tout son jour, cette grande
vérité pratique, une nature particulière d'empoisonnement, laquelle peut être différente avec
les formes, puisque beaucoup de substances vé-
néneuses donnent lieu à des phénomènes gastriques
qui, pour être efficacement combattus, exigent non
seulement des remèdes diamétralement opposés,
mais encore qui ne cèdent qu'à l'action d'un
contre-poison spécial, réclamé impérieusement
par la nature du poison. Citons un autre fait.

Un homme éprouve de la fièvre ; il a la figure
rouge, de la torpeur, et il porte au col une
pustule maligne. Saignez-le, traitez-le uniqueme-
ment comme ayant de la fièvre, la figure injectée
et la tête lourde, et vous le tuerez. Au contraire,
ayez égard à la nature de la maladie, à sa
spécificité (1), et vous le guérirez au moyen

---

(1) Mais nous dira-t-on, cette spécificité est inconnue
dans sa nature? Peu importe, si elle existe ; nous ne l'ad-
mettons que comme un fait qu'il ne nous est pas permis
d'écarter sous le prétexte ridicule qu'il ne se plie pas à nos
conceptions. Au reste, la nouvelle doctrine pourrait-elle
nous dire pourquoi les inflammations spécifiques, niées par
elle, ne cèdent qu'à l'emploi de certains médicamens, qui
ne sont point très-certainement des anti-phlogistiques ?

dé la cautérisation. Pourtant il y avait dans les symptômes du malade, dit M. Jules Guérin (1), une forme propre à d'autres maladies réputées inflammatoires , forme qui ne devait ni prévaloir sur la nature de la pustule maligne, ni faire négliger cette nature quoiqu'on en ignorât l'essence particulière. Il résulte donc de ces faits, que plus on compare les maladies entr'elles, plus leurs différences deviennent sensibles, et plus il est facile de se convaincre que chaque maladie a un caractère propre, spécial, qui, quoiqu'en dise M. Broussais, n'est ni l'irritation ni l'ab-irritation. Ces différences , dans la nature intime des maladies, se font remarquer dans la cause comme dans les symptômes , dans la marche comme dans le traitement (2). Nature et formes des maladies sont donc deux choses si diamétralement opposées, que vouloir les confondre et prendre l'une pour l'autre, c'est se montrer tout à fait étranger aux lois physiologico-pathologiques, et s'exposer aux erreurs thérapeutiques les plus graves. Que pourrait-on espérer, en effet, d'un traitement toujours identique, la saignée, soit locale , soit générale , et l'eau de gomme,

---

(1) Ouvrage cité.

(2) C'est ce que, pendant plus de huit années , nous nous sommes efforcé de bien inculquer dans la tête des nombreux élèves qui suivaient nos cours de médecine théorique et pratique.

par exemple , contre une inflammation (1) de
l'œil qui serait due , tantôt à un principe syphiliti-
que , tantôt à un vice dartreux , tantôt à un état
scrofuleux , tantôt à la présence d'un corps étranger , tantôt à un élément bilieux , (2) etc. etc ?

---

(1) Sans doute, la saignée possède contre l'inflammation
des vertus spécifiques aussi évidentes et aussi sûres que celles du quinquina contre la fièvre intermitente. Cependant la
saignée locale, qui est devenue une sorte de panacée parmi
les disciples et surtout parmi les disciples ignorans ou fana-
tiques de M. Broussais, n'est que d'un faible secours contre
une foule de maladies; nous disons plus, elle est souvent
nuisible. Ainsi, selon Willis, la fréquente saignée rend les
hommes plus sujets à la fièvre; selon Dolæus elle en augmente souvent les dangers.... « Le sang se répare faci-
» lement, disait un médecin aux parens d'une jeune femme,
» qui étaient effrayés de la multiplicité des saignées et de
» leur peu de succès. Vous faites journellement du chyle
» et du sang, disait-il à la jeune femme qui exprimait les
» mêmes craintes que sa famille. Avec quoi ferai-je du
» chyle et du sang? je ne prends que de l'eau de
» gomme. — Je réponds de votre guérison »..... promesse
aussi imprudente qu'elle a été vaine! la malade est morte.
(*Castel*, Réfutation de la doctrine médicale de M. Broussais, page 187.)

(2) Galien , Duret, Baillou, Bianchi, Tissot, Finke,
Baldinger, etc. se sont principalement attachés à démontrer
les dangers de la saignée dans les inflammations bilieuses.
Stoll surtout dit, à chaque page de son *ratio medendi*, avoir
vu très-souvent, après un soulagement momentané produit
par la saignée, tous les symptômes s'accroître, l'oppression
de la poîtrine, la difficulté de respirer devenir plus considérables, le pouls s'affaiblir, en un mot, la maladie se revêtir d'un caractère adynamique. Ce praticien célèbre n'a-t-
il pas vu, au contraire, le délire, des ophthalmies, des pneu-
monies, des rhumatismes, etc, céder, comme par enchante-
ment, à l'emploi d'un vomitif? Enfin Frank, dans son traité
de médecine pratique, nous dit avoir observé plusieurs épi-

Evidemment, dans cet exemple auquel nous pourrions en ajouter autant qu'il y a peut-être de maladies, l'inflammation de l'œil est de nature tellement différente, qu'on la verrait constamment s'aggraver sous l'emploi irrationnel des sangsues et de l'eau de gomme, tandis qu'on la verrait, au contraire, se dissiper promptement, tantôt sous l'influence du mercure et de ses combinaisons, tantôt sous l'influence de l'iode ou des toniques, tantôt sous l'influence du soufre et de ses diverses préparations, tantôt par l'extraction du corps étranger dont nous avons parlé, tantôt enfin par l'usage des évacuans. Cela posé, tâchons, par une comparaison exacte, complète, et par une analyse sévère tant des symptômes que des désordres cadavériques, puisés dans tous les faits connus, tâchons de nous élever jusqu'à la nature et au siége du choléra.

§. II.e — *Le choléra est-il de nature nerveuse ?* Pour répondre affirmativement à cette question, il faudrait démontrer que les phénomènes de cette

---

démies d'angines, d'ophthalmies et de péripneumonies de nature bilieuse. Sur l'intensité apparente de l'élément inflammatoire, des médecins inattentifs les traitaient, dit l'illustre professeur de Pavie, par des saignées copieuses, ignorant le caractère de la constitution épidémique et la cause de la maladie ; mais une mortalité qui était l'ouvrage de l'art, détrompait bientôt les praticiens, et répandait la terreur parmi le peuple.

maladie dépendent d'un trouble de l'innervation ou d'une lésion appréciable du système nerveux. Or, si nous nous reportons, par la pensée, à la description des symptômes que nous avons dit appartenir au choléra, nous serons autorisé à rattacher ces symptômes à une lésion complexe du système nerveux, et principalement du cordon rachidien. Voyez, en effet, ce qui se passe chez les animaux que vous avez mutilés ou privés d'une portion du système nerveux : la respiration et la circulation se ralentissent ; l'hématose diminue et bientôt cesse de se faire ; le corps se refroidit ; enfin l'animal ne tarde pas à périr dans un état d'asphyxie, offrant la plus grande analogie avec la période bleue du choléra. Ouvrez ensuite les cadavres, et vous rencontrerez des traces évidentes d'injection sanguine des méninges rachidiennes et encéphaliques. L'anatomie pathologique semble donc se réunir à la symptômatologie pour faire penser que le choléra est de nature nerveuse, et que son siége est, par conséquent, dans une partie, ou dans la totalité des nerfs. Mais, tout en reconnaissant que, chez certains sujets qui ont succombé presque subitement dans le cours des épidémies de choléra, on n'a pu trouver d'autre lésion que celle du système nerveux, il aurait fallu, pour établir, d'une manière exclusive, la nature nerveuse du choléra, constater, *dans tous les cas,* et l'existence primitive des symptômes nerveux, et une altération des nerfs en rapport avec l'intensité de ces symptômes. Or, voilà ce que l'observation dément, et ce que les recherches cadavériques les plus minutieuses n'ont jamais pu démontrer.

§. III.e — *Le choléra est-il de nature inflammatoire ?* Interrogeons les faits.

, En examinant, en analysant un à un et dans leur ensemble les symptômes qui viennent nous dévoiler, soit le premier degré de l'influence épidémique, soit ceux qui accusent la seconde période, soit surtout ceux plus spéciaux encore de la troisième période ou période algide, dans laquelle l'organisme se trouve dans un état de prostration tellement profond, qu'il semble obéir à d'autres lois qu'à celles de la vie, on sera forcé de reconnaître qu'il existe la plus grande opposition entre les symptômes des maladies inflammatoires, et ceux du choléra ; que vouloir, je ne dis pas, les confondre ou les trouver identiques, mais seulement les rapprocher, c'est méconnaître, et cet enchaînement presque constant, et cet encadrement unique, et surtout cette *spécialité* de phénomènes qu'on ne retrouve que dans le choléra, et qui suffiraient déjà pour établir la nature particulière de cette maladie. Voilà l'expression pure et simple des faits ; voilà ce qui est matériellement vrai pour tous les esprits non prévenus, et qui, on peut le dire, finira par acquérir une démonstration mathématique.

Or , sans une dénégation absolue . il nous paraît impossible , à moins d'être comme les frénétiques de Boerhaave , qui voyaient des inflammations partout , de considérer le choléra comme étant de nature inflammatoire. Aussi est-ce avec peine que nous voyons un homme, qui a très-bien mérité de la science et de l'humanité , lorsqu'il a su se renfermer dans les sages limites de l'observation , prétendre , malgré les autorités les plus imposantes , malgré les faits les mieux observés et qui s'élèvent avec force contre ses idées théoriques ,. que le choléra est non seulement de nature inflammatoire , mais qu'on peut même démontrer les organes qui sont le siége de l'inflammation , d'où dérivent ensuite tous les phénomènes ultérieurs. On pressent déjà qu'invariable dans ses idées et toujours conséquent avec le principe unique sur lequel, dans son délire nosologique , il a voulu faire reposer toute la pathologie, M. Broussais, car c'est de lui que nous voulons parler , a dû rattacher exclusivement tous les symptômes du choléra à son éternelle gastro-entérite. Mais, comme l'a fait remarquer M. Voisin, il faut être bien entêté de gastro-entéritisme , pour voir une gastro-entérite dans cette maladie (1). Quoi ! cet individu , surpris au

---

(1) Il est bien étonnant que, dans le nombre immense d'inflammations de la membrane muqueuse gastro-intesti-

sein de la plus brillante santé, tombe comme si on lui eût fait la section du bulbe rachidien, et vous dites que c'est une gastro-entérite! quoi! vous ne trouvez, à l'ouverture du cadavre, aucune altération, sinon une congestion veineuse universelle (1) que, par une erreur officieuse, vous prenez pour de l'inflammation, et vous dites que c'est une gastro-entérite! il faut en convenir, ce doit être une bien singulière, une bien mystérieuse inflammation que celle qui frappe comme la foudre, et qui laisse d'autant moins de traces, qu'elle est plus violente, et qu'elle tue plus promptement. Dans certains cas même, il n'existe aucune altération appréciable. Et dans ces choléras purement spasmodiques, nerveux, désignés par les auteurs sous le nom de *choléras secs*, non seulement l'anatomie pathologique n'a pu encore découvrir aucun vestige

---

nale que M. Broussais et ses disciples prétendent avoir rencontré dans leur pratique, ils n'aient jamais songé à indiquer, comme un de leurs symptômes, la cyanose-cholérique.

(1) Or, on sait à quoi s'en tenir sur la nature de ces congestions, depuis que M. Magendie est parvenu à reproduire artificiellement les colorations des intestins, de la peau, des muqueuses bronchiques, des os eux-mêmes. Les ingénieuses expériences que cet habile physiologiste a communiquées dans ses leçons au collège de France, (*voyez le n.° 40 de la Gazette médicale*) prouvent, de la manière la plus évidente, que, loin d'être un produit de l'inflammation, ces diverses colorations sont, au contraire, un effet purement mécanique de la stase du sang.

d'inflammation, mais il y a même absence complète de vomissemens. Or, qu'opposer à la force imposante de ce double fait matériel, incontestable? des explications, des hypothèses, des subtilités; mais ces explications forcées, mais ces hypothèses gratuites, mais ces misérables subtilités, sont victorieusement réfutées par le plus simple bon sens, par les notions les plus grossières d'une saine physiologie. Et ce que la physiologie et l'anatomie pathologique démontrent, se trouve pleinement confirmé par le traitement que tous les médecins opposent à la troisième période. Tous, en effet, s'efforcent alors d'échauffer la surface du corps par divers excitans, et de provoquer la réaction par des potions stimulantes. (1)

---

(1) Malheur au malade, s'écrie M. Voisin, qui tombera entre les mains d'un homme préoccupé de l'idée que le choléra n'est qu'une phlegmasie ! il sera saigné une fois, deux fois, etc., et Dieu sait ce qu'il en adviendra.

Par sa position, dit M. J. Guérin, M. Broussais a pu et dû recourir avec succès aux saignées, soit générales, soit locales. Eh bien ! quoique, dans tous les cas, il ait eu affaire à des militaires dans la force de l'âge, l'élite physique de la population, à des hommes qui n'avaient enduré aucune privation de nourriture, de vêtemens, etc., eh bien ! malgré ces conditions favorables, M. Broussais, d'après des relevés exacts, a sauvé moins de malades que ses confrères. Or, à quoi attribuer cette mortalité plus grande si ce n'est à son exclusive thérapeutique ? Que conclure de là ? Que ce n'est pas l'inflammation qu'il faut diagnostiquer dans la période, appelée cyanique; que ce n'est pas elle qu'il faut vaincre, et que tous les systèmes qui l'établissent sont faux, s'ils n'étaient funestes.

Qu'on ne vienne donc plus nous dire que le choléra asiatique n'est autre chose qu'une gastro-entérite, alors que rien, absolument rien ne peut en démontrer l'existence. Cela est si vrai, qu'on aura beau combiner tous les résultats de cette inflammation, soit qu'on nous la représente avec ulcération ou perforation, soit avec le violent cortége de tous les phénomènes sympathiques, soit enfin qu'elle ait été fabriquée de toutes pièces et au gré des systématiques, on y trouvera toujours *plus* ou *moins* et *autrement,* mais jamais cet *ensemble* de symptômes qui sont le signe représentatif, l'image fidèle du choléra. Il nous paraît donc impossible de méconnaitre quelque chose de spécial, de *sui generis* dans le choléra, d'y trouver, en un mot, une nature *particulière,* bien différente par conséquent de celle de la gastro-entérite.

Mais, à notre tour, ce serait sortir du cercle de l'expérience et de l'observation, ce serait fausser les faits, ce serait dépasser les limites du vrai, que de chercher à établir que le choléra n'est jamais inflammatoire, qu'il n'existe point, dans certains cas surtout à une certaine période, des altérations analogues, ou même identiques à celles qui caractérisent l'inflammation de la membrane muqueuse gastro-intestinale. Ce que nous avons dit, ce que nous soutenons avec toute la puissance des faits, c'est que le choléra n'est point par sa nature à lui, de nature inflammatoire. Mais de ce que cette maladie n'est pas réellement et exclusivement inflammatoire, il ne s'ensuit pas que, dans certaines conditions données, elle ne puisse revêtir une forme inflammatoire. Et cette forme, nous nous plaisons à la reconnaître surtout dans la période de réaction où, soit dit en passant, l'on remarque mille métamorphoses, où toutes les maladies semblent être représentées. Voilà la vérité, qui n'a été, je pense, méconnue par aucun praticien. Mais quand on est chef de secte, quand on veut rattacher toutes les affections à un principe unique, à l'irritation ou à l'inflammation de la membrane muqueuse gastro-intestinale, quand on se sert de l'autorité d'un nom imposant et d'un grand talent pour tout accréditer, on se laisse dominer par la prévention, cette maladie contagieuse de l'esprit humain, qui fait voir souvent des choses qui n'existent point, et celles qui existent, elle nous les montre autrement qu'elles ne sont. Heureusement que le triomphe de l'erreur n'est jamais de longue durée; et, comme le dit très-ingénieusement Bacon, celui qui n'a, pour soutenir une opinion, que des hypothèses, peut être comparé à l'araignée qui, tirant tout de son propre fonds, construit, à la vérité, des toiles très-délicates et d'un tissu merveilleux, mais que le moindre choc détruit en un instant.

Voilà, en quelques mots, l'histoire de M: Broússais et de tous les systématiques.

§. IV.ᵉ – *Le choléra est-il de nature asthénique ou adynamique?* La réponse à cette question est aussi simple que facile : elle se trouve renfermée dans ce que nous venons de dire relativement à la nature dite inflammatoire du choléra. En effet, si nous avons prouvé que cette maladie n'est pas exclusivement de nature inflammatoire, nous avons prouvé aussi qu'elle ne pouvait pas être exclusivement de nature asthénique. Nous disons exclusivement parce qu'il résulte des faits les mieux observés, les mieux analysés, qu'elle revêt souvent plusieurs formes, connues sous le nom de forme nerveuse, de forme sthénique ou inflammatoire, de forme asthénique, etc.

Concluons donc que le choléra a une nature à lui, une nature particulière qui se révèle dans tous les instans de la maladie, qui est caractérisée par tous ses élémens, et qui, par conséquent, n'a point son analogue dans le cadre nosologique. Mais, hâtons-nous de dire que si, dans l'état actuel de la science, il nous est impossible de déterminer la vraie nature du choléra, nous pouvons du moins établir, d'après l'expérience et l'observation, que le choléra est, nous ne saurions trop le répéter, susceptible de revêtir diverses formes qui réclament chacune un traitement particulier.

§. V.ᵉ - *Quel est le siége du choléra?* Après avoir exposé l'opinion que nous nous étions formée sur la nature du choléra, il nous resterait, pour compléter ce chapitre, à en déterminer le siége. Mais de même que l'état actuel de la science ne nous a pas permis de nous prononcer, d'une manière définitive, sur la nature du choléra, de même nous nous trouvons arrêté dans la fixation précise du siége. Tout ce que nous pouvons dire de positif sur ce point, c'est que la cavité abdominale est le théâtre principal de la maladie. M. Broussais est donc tombé dans une grave erreur en regardant cette cavité, comme étant la source de tous les phénomènes cholériques. Il a pris le lieu de la scène pour l'action elle-même, comme si un champ de bataille ne pouvait servir de cirque à des prétentions différentes, ou à des combats d'une nature distincte (1).

CHAPITRE V.

LE CHOLÉRA ESL-IL CONTAGIEUX ?

A cette question brûlante, tant à cause de sa gravité que des préventions pour ou contre dont

---

(1) Voyez, à ce sujet, l'analyse de l'ouvrage déjà cité de M. J. Guérin que M. le docteur Risueno d'Amador a fait insérer dans le courier du midi, le 4 août 1832.

il n'a pas malheureusement été possible de la
séparer , et qui , malgré tous les efforts tentés de
part et d'autre , sera peut-être à tout jamais l'objet
d'interminables controverses , l'immense majorité
des médecins répond par la négative. Et cependant la saine logique défend de nier ou d'affirmer
absolument , là où tous les termes du problème
ne sont pas connus. Aussi, afin de ne rien préjuger ,
afin de ne pas aller au delà de l'observation ,
dirons-nous , avec M. Boisseau , (1) , qu'il se peut
que le choléra soit contagieux , qu'il se peut qu'il
le devienne dans quelques circonstances ; car il
n'est peut-être pas de maladie qui ne soit susceptible de se transmettre dans certaines conditions ;
mais les faits tendent à établir qu'il ne l'est point
(2) , et celui d'une circonstance inexplicable dans

---

(1). Loc. cit.

(2) Parmi les exemples nombreux qu'on pourrait invoquer,
je me bornerai à en citer un seul qui m'a paru très-con-
cluant. Je l'extrais d'une thèse soutenue à la faculté de
médecine de Montpellier, le 24 mai 1826, par M. Gueit,
chirurgien entretenu de 2.e classe de la marine.

« Lorsque pendant la mousson de N. E. le choléra exerce
» ses grands ravages à Pondichéry et à Karrical, je parle,
» dit l'auteur, précisément des lieux dans lesquels j'ai
» séjourné, les communications ne sont jamais interrom-
» pues entre les gens de la campagne et ceux des aldées ou
» villages; les pêcheurs, les marchands de toute espèce vont,
» dans l'intérieur de chaque païotte, vendre leurs marchan-
» dises sans crainte et sans danger. »

« Les nattes sur lesquelles ont été couchés les malheureux
» qui viennent de succomber, servent, peu d'instans après

l'extension du choléra n'entraîne nullement comme conséquence nécessaire que cette maladie se communique , qu'elle puisse être transportée et qu'elle soit importable.

CHAPITRE VI.

DES CAUSES DU CHOLÉRA.

« Verè scire est per causas scire. »
(BACON.)

Parmi les causes qui prédisposent au choléra,

» que le cadavre a été enlevé, aux autres membres de
» la famille, sans qu'aucune précaution ait été prise, et on
» n'observe pas alors que ces derniers en soient plus par-
» ticulièrement atteints que ceux couchant sur d'autres
» nattes. Il en est de même de tous les effets d'habillemens
» qui sont portés immédiatement, sans même avoir été
» nettoyés par respect religieux pour les morts. »

« Toutes les fois que j'ai èté appelé pour donner mes
» soins à un cholérique, je l'ai trouvé couché par terre sur
» une natte, ayant la tête soutenue, appuyée sur le ventre
» nu d'un parent ou d'un ami accroupi derrière lui, qui le
» tenait dans ses bras, ou par attachement, ou pour l'em-
» pêcher de se rouler sur la terre ; toujours est-il vrai que
» ces personnes officieuses n'étaient pas irrévocablement
» affectées de choléra, soit que le malade ait succombé,
» soit qu'il ait guéri, et certes, il y avait ici contact
» immédiat. »

« Enfin les médecins européens établis dans l'Inde, et les
» maestrés malabares que j'ai consultés, n'ont jamais craint
» la contagion de cette affection ; ils ne connaissent même
» aucun fait qui puisse la faire présumer. Les diverses au-
» torités, les habitans les plus distingués, les personnes ori-
» ginaires de l'Inde, soutiennent aussi que le choléra n'est
» pas contagieux. »

et qui, souvent même, en accélèrent ou en provo-
quent immédiatement le développement, tous les
observateurs signalent les variations brusques et
considérables dans la température ou dans l'état
hygrométrique de l'air ; le passage subit du chaud
au froid, du sec à l'humide, et *vice versâ* ; l'humidité, le froid, et particulièrement les inclémences
de l'air pendant la nuit ; l'habitation dans les lieux
bas et humides ; l'imprudence de quitter subitement des vêtemens chauds pour en prendre de
légers ; l'entassement des individus ; l'encombre-
ment des habitations par des animaux domestiques ;
la malpropreté ; la misère ; les alimens de mauvaise
qualité ; une nourriture substantielle et forte succé-
dant rapidement à des habitudes inverses ; les
digestions difficiles, et plus encore les indigestions ;
l'usage, et surtout l'abus des boissons alcoo-
liques ; l'incontinence ; les veilles trop prolongées ; les travaux excessifs de l'esprit ou du
corps ; les affections tristes de l'âme ; une préoccu-
pation trop vive de l'épidémie ; les passions dé-
bilitantes, etc. etc. Toutes ces causes, en effet,
peuvent déterminer, d'une manière plus ou moins
prompte, le choléra-morbus chez des individus
soumis à l'influence de la cause spécifique, sans
laquelle il ne saurait avoir lieu. Il faut, en même-
temps, une disposition particulière du corps, et
une aptitude déterminée à le contracter.

CHAPITRE VII.

TRAITEMENT DU CHOLÉRA (1).

> « La difficulté de guérir les maladies
> » graves est en proportion avec l'incer-
> » titude où l'on est de leur nature et
> » de leur siège. » (WHYTT.)

§. I.er — *Réflexions générales.* Si les faits que nous venons de faire passer sous les yeux du lecteur sont exacts, (et personne ne pourra en contester l'exactitude), si les inductions que nous en avons tirées sont justes, nous sommes naturellement amené à regarder, comme seule base véritable et rationnelle du traitement qui convient au choléra, la distinction qu'une observation attentive nous a fait admettre dans l'exposition des symptômes. Eminemment pratique, cette distinction qui finira par être généralement adoptée, offre l'inappréciable avantage de pouvoir préciser les indications que réclament les diverses phases

---

(1) Plus instruit par la triste et malheureuse expérience des médecins de la capitale, que par leurs propres succès, nous ne serons pas réduit à tout essayer, comme ils l'ont fait, pour combattre le choléra. L'épreuve funeste de toutes leurs médications nous ayant fait juger la valeur thérapeutique des moyens nombreux qu'ils ont successivement mis en usage, nous ne signalerons, dans ce travail, que ceux dont l'efficacité rationnelle, plus ou moins constante, se trouve entourée de témoignages probans.

de la maladie, et de mettre, par conséquent, en usage un traitement mieux approprié à la variation de ses formes, aux conditions morbides de chaque période, à l'âge, à la constitution et au tempérament du malade, aux circonstances hygiéniques où il se trouve placé; toutes choses qui peuvent être étudiées, appréciées et calculées par l'observation. En effet, nous sommes loin de penser que tous les moyens que la science possède, doivent être sans résultat; que s'ils se sont souvent montrés impuissans, c'est parce qu'on n'a pas su trouver le moment et la manière la plus convenable de s'en servir, parce qu'en un mot, la plûpart des praticiens arrivant au lit des malades avec des opinions toutes faites ou avec des méthodes thérapeutiques arrêtées à *priori*, n'ont pas su ou voulu faire de la médecine ordinaire, c'est-à-dire, qu'ils ont pratiqué un art dont ils ignoraient les secrets.

Quand, en effet, on médite avec attention tout ce qui a été publié sur le choléra depuis 1817 jusqu'à aujourd'hui, on ne peut s'empêcher d'être découragé en voyant le vague, l'indécision et l'incertitude qui règne sur le traitement de cette maladie. L'un vante, outre mesure, le sous-nitrate de bismuth; l'autre, le calomel; celui-ci n'a confiance que dans l'opium; celui-là, dans la saignée; ici, l'huile de cajeput domine tous les autres agens thérapeutiques; là, c'est le sulfate de quinine; d'autres préconisent, sans réserve, les alcalis et les acides ; aux yeux du plus grand nombre, la véritable ancre de salut consiste dans les stimulans diffusibles ; enfin , d'après des idées préconçues sur la nature de la maladie , il n'est pas de systématique qui n'ait proposé un traitement particulier et partant exclusif.

Si , au lieu de faire reposer uniquement la thérapeutique du choléra sur des moyens toujours trop généralement et trop exclusivement employés, on se fût borné à dire que tous ces moyens comptaient des succès , loin de nous élever contre leur emploi , nous les aurions nous-même recommandés , mais avec les modifications appropriées aux individualités que de vains efforts d'abstraction cherchent tant à effacer. Ce n'est donc qu'en suivant la distinction dont nous avons parlé que nous pourrons prévenir l'horrible confusion qui règne sur la thérapeutique du choléra , et qui , n'en doutons pas , compte beaucoup de victimes ; que nous pourrons faire faire à la science un progrès de méthode , et tracer la ligne de démarcation qui existe entre l'empirisme aveugle et le méthodisme fondé sur l'observation.

Il n'en faut pas d'avantage pour faire voir qu'il n'existe point de *spécifique* ni de *méthode exclusive* de traitement ; que tous les moyens connus peuvent, au contraire, chacun dans certaines limites , être appliqués avec succès à la thérapeutique du choléra par un observateur éclairé, et , partant , capable d'en faire d'utiles applications. Ici donc, comme dans toutes les autres maladies, il faut tout attendre du tact et du jugement de l'homme de l'art.

§. II.ᵉ — *Traitement de la première et de la seconde période* (1). C'est surtout dans la période d'imminence, désignée sous le nom de *cholérine*, que les secours de l'art sont presque toujours efficaces lorsqu'on a le soin de les invoquer à temps (2). On ne saurait donc trop se hâter de mettre les malades à la diète; de recommander le repos du corps et de l'esprit; de prescrire des lavemens avec une décoction de racine de guimauve, de son, de graines de lin ou de têtes de pavot, auxquels on ajoute, tantôt de l'amidon, tantôt du laudanum liquide; des cataplasmes; des boissons adoucissantes, mucilagineuses et légèrement astringentes, végétales plutôt qu'animales, froides plutôt que chaudes, et en très-petite quantité; des bains tièdes de courte durée, si le corps tend à se refroidir, et tâcher de prévenir le refroidissement par toutes sortes de frictions, par

---

(1) Nous réunissons, dans le même paragraphe, le traitement de ces deux périodes, parce que les moyens à employer, ne doivent différer qu'en raison de l'augmentation, de l'intensité des symptômes, etc.

(2) En médecine comme en morale, il est plus aisé de prévenir le mal que de le réparer.

des vases remplis d'eau chaude , placés auprès des
membres tant supérieurs qu'inférieurs , par l'usage
des vapeurs produites avec les précautions voulues,
enfin par des infusions théiformes légèrement aro-
matiques. Lorsque malgré l'emploi de ces moyens
le refroidissement persiste ou augmente, on peut
recourir, avec avantage, à des potions cordiales sous
un petit volume, dans lesquelles entrent, à doses variées, l'éther, l'acétate d'ammoniaque, l'ammoniaque en liqueur etc. Une prudence éclairée , une
sage réserve, doivent présider à l'administration de
ces derniers moyens. On peut encore, pour ranimer
l'action trop languissante des principaux organes,
employer , mais toujours avec prudence et mo-
dération , l'eau bouillante , les sinapismes , les linimens ammoniacaux , les vésicatoires, etc. On
peut aussi joindre à ces moyens des potions
opiacées , anti-spasmodiques, pour combattre les
crampes et autres accidens nerveux. Chez les individus jeunes, robustes , de constitution plétho-
rique , et disposés aux maladies inflammatoires,
les émissions sanguines par la lancette et par les
sangsues ont été très-salutaires.

Lorsque les malades, dit M. Double, ne présentent , ni dans leur organisation , ni dans l'ensemble des phénomènes, les indices de l'état inflammatoire , ni les signes de la prédominance
nerveuse , mais, au contraire, ceux qui appartiennent au tempérament lymphatique , on peut,

si la langue est molle, épaisse, humide et recouverte d'un enduit limoneux, si la bouche est pâteuse, la soif peu vive et le pouls à peine accéléré, on peut, ainsi que nous l'apprend l'expérience et l'observation, faire avorter la maladie par l'administration de l'ipécacuanha, en ayant le soin toutefois, aussitôt son effet vomitif produit, de favoriser, par des boissons chaudes, la sueur générale qu'il a presque toujours fait naître.

Si le vomissement (1) se montre réfractaire aux moyens que nous venons d'indiquer, il faut retrancher toutes les boissons et se borner à faire prendre de la glace; recourir enfin, s'il persiste encore, à l'extrait gommeux d'opium, à la dose d'un quart de grain toutes les trois ou quatre heures, et de préférence au sulfate de morphine, administré soit à l'intérieur, soit, et mieux encore, à l'extérieur, d'après la méthode endermique. C'est dans des cas de cette nature qu'un vésicatoire ou un fer à repasser bien chaud sur la région épigastrique ont mis un terme à ce pénible symptôme. On peut aussi en triompher par les

____

(1) M. Biett dit avoir opposé à ce symptôme, avec un succès remarquable, l'emploi du charbon de bois en poudre, à la dose d'un scrupule à un demi gros, d'heure en heure, délayé dans un peu d'eau Sous l'influence de ce moyen, la bile coule abondamment et la sécrétion intestinale se modifie ; on voit même bientôt l'appareil urinaire reprendre ses fonctions.

potions anti-émétiques de Rivière , de Haen ou par l'eau de Seltz artificielle bien saturée de gaz acide carbonique.

Quant à la diarrhée, il faut, pour la dissiper , répéter les applications de sangsues à l'anus , et administrer des clystères composés avec : extrait de ratanhia , trois gros ; cachou , deux gros ; laudanum de Sydenham , quinze gouttes ; solution d'amidon , huit onces ; ou tenant en suspension deux gros de diascordium et six à huit gouttes de laudanum de Rousseau , dont une heureuse expérience a démontré l'efficacité (1).

Après l'emploi bien dirigé et plus ou moins prolongé de ces divers moyens , tous les symptômes s'amendent , les forces se raniment , et le malade entre en convalescence. D'autres fois , au contraire , rien ne peut enrayer la marche de cette terrible maladie, et l'on voit se dessiner la troisième période, dite période algide ou de concentration.

§. IIIe — *Traitement de la troisième période.* Cette période , qui indique que les mouvemens des organes principaux vont s'éteindre, que la vie est sur le point de s'échapper , tant la perversion des fonctions est complète , tant le froid est considérable , cette période exige qu'on déploie la plus

---

(1) La diarrhée cholérique a été aussi heureusement modifiée par le sulfate et le carbonate de soude ou de magnésie.

grande activité , toute perte de temps devenant ir-
réparable. Malheureusement les moyens employés
jusqu'à ce jour se sont montrés peu efficaces. Ainsi,
pour empêcher le corps de perdre du calorique et
lui en fournir même de l'extérieur , presque tous
les praticiens ont vainement recommandé d'enve-
lopper d'abord le malade dans une couverture de
laine bien chaude , de diriger des bains de vapeurs
dans le lit , d'appliquer , sur diverses parties du
corps , des briques chaudes , des sachets remplis
de sable ou de son chauffé , des bouteilles de grès
pleines d'eau bouillante , et de tâcher de déterminer
ensuite des excitations violentes sur toute la peau ,
mais plus spécialement sur le trajet de la moelle
épinière à l'aide de fers chauds à repasser , d'une
pâte fortement sinapisée , de vésicatoires , de to-
piques spiritueux , et de linimens ammoniacaux
ou composés d'essence de térébenthine.

C'est ici surtout, dit M. Double (1), que l'excitation ou même la cautérisation de la colonne vertébrale par les moyens suivans peut produire de
salutaires effets : une bande de molleton , de laine ,
de la longueur de la colonne vertébrale et de six
pouces environ de large , est imbibée d'une mixture
composée d'essence de térébenthine huit parties ,
et ammoniaque liquide une partie ; on l'étend sur
toute la longueur de la colonne , et on la recouvre

____

(1) Voyez le rapport déjà cité.

d'une autre bande double de linge humectée d'eau chaude et bien exprimée ; on promène ensuite sur toute la longueur de ce linge, en appuyant modérément un fer à repasser d'une chaleur suffisante pour vaporiser les fluides dont sont empreintes les étoffes, jusqu'à ce que l'évaporation les ait à peu près desséchées. On suspend alors cette opération que l'on réitère d'heure en heure, jusqu'à ce que l'amélioration de l'état du malade permette, soit de la cesser, soit d'en éloigner l'application.

Dans un autre procédé, on produit de violentes rubéfactions, ou même des cautérisations vives de ces parties, à l'aide d'une bande de flanelle trempée dans un mélange, à parties égales, d'essence de térébenthine et d'ammoniaque, et appliquée sur le trajet de la moelle épinière. On promène ensuite sur cette bande un fer à repasser, qui détermine une rubéfaction plus ou moins vive de la peau.

Quelques praticiens préconisent aussi comme moyen de réaction, seule voie de solution de la période qui nous occupe, les affusions froides et mieux encore l'immersion du corps, pendant quelques minutes, dans l'eau à une température très basse. Ces tentatives hardies, qui n'étonnent point cependant les médecins accoutumés à chercher dans les lumières de la physiologie la clef de la pathologie et de la thérapeutique, ont besoin de recevoir une nouvelle sanction de l'expérience; encore même ne peuvent-elles guère être employées que par des mains habiles.

C'est toujours dans le même but, c'est-à-dire pour ranimer l'innervation, la circulation et la chaleur qu'on a conseillé l'électricité et le galvanisme, qui, comme les moyens précédens, ont aussi besoin de recevoir la sanction de l'expérience.

Nous sommes loin, en effet, de reconnaître aux divers agens thérapeutiques dont nous venons de faire l'énumération, la puissance et l'efficacité que leur ont attribuée les médecins qui les ont préconisés. Nous les considérons, au contraire, comme insuffisans ou purement accessoires. Il faut remonter plus haut; il faut atteindre la cause et non l'effet; car nous avons l'intime conviction qu'on ne rechauffe les malades arrivés à cette phase du choléra, que comme l'on rechaufferait un corps inerte, placé comme eux dans un foyer de calorique. Voilà sans doute ce qui a porté les hommes de l'art à s'adresser à des organes capables de répondre encore à l'action qu'on veut exercer sur eux : aussi ont-ils choisi les voies digestives. De là, les stimulans diffusibles, le punch à la glace, les vins généreux, les potions cordiales, qui ont été proposés et employés avec plus ou moins de succès.

Ces succès démontrent donc évidemment que l'indication capitale, dominante dans la période algide, consiste à ranimer l'action générale de

l'innervation et à en rendre la distribution plus régulière; à exciter, à rechauffer les surfaces re-
froidies de la peau; à appeler les mouvemens du
centre à la périphérie, en rendant à la circulation
trop languissante et toujours prête à s'éteindre,
toute son activité, toute sa force, toute son énergie. Malheureusement, ainsi que nous l'avons déjà
dit, tous les moyens employés jusqu'à ce jour n'ont
pas complètement répondu à l'attente des médecins. Celui-là donc mériterait bien de la science et
de l'humanité qui, après une analyse sévère de tous
les agens thérapeutiques indiqués et mis presque
inutilement en usage contre cette période du choléra si cruellement et si promptement dévasta-
trice, parviendrait à offrir un moyen capable de
remplir à la fois la triple indication dont nous
venons de parler. Or, ce moyen, fruit de laborieuses recherches et d'une méditation aussi profonde que soutenue, nous croyons l'avoir trouvé
dans le *sulfure de carbone*. Il résulte, en effet,
des expériences spéciales, faites par les docteurs
Wutzer et Pellengam (1) sur les propriétés médicales de cet agent thérapeutique.

1.º Que le sulfure de carbone est un des excitans diffusibles les plus énergiques;

2.º Qu'il excite avec force l'activité du cœur
et du système artériel;

____

(1) Voyez le journal de chimie médicale.

3.º Que son usage, à l'intérieur, détermine, en peu de temps, une accélération du pouls, une augmentation de la température, surtout de l'appareil cutané, des sueurs et des urines abondantes.

On rencontre donc évidemment dans les propriétés médicales du sulfure de carbone un moyen démontré pour remplir, d'une manière infiniment plus prompte et plus efficace qu'aucun de ceux qui ont été successivement proposés et mis en œuvre, l'indication fondamentale, dominante dans la troisième période du choléra épidémique, c'est-à-dire pour ranimer, pour exciter, l'innervation, la circulation; pour appeler les mouvemens du centre à la circonférence; pour augmenter la température de tout le corps, mais plus spécialement celle de l'appareil cutané, en provoquant des sueurs abondantes; pour rétablir enfin le cours des urines dont la suppression a frappé d'étonnement tous les observateurs.

La dose à laquelle on prend à l'intérieur le sulfure de carbone pur, est depuis trois jusqu'à huit gouttes dans un mucilage d'avoine, de riz, de guimauve, de gomme arabique, ou bien sur un morceau de sucre. On peut administrer aussi, et cela indistinctement, cinq à dix gouttes de la teinture suivante :

Prenez : Sulfure de carbone. . . . . . . 2 gros;
Alcool absolu. . . . . 4 ———

On pratiquera, en même temps, des frictions avec le liniment suivant :

Prenez : Sulfure de carbone. . . . . . . 2 gros ;

Eau-de-vie camphrée. . . . . 4 onces.

On réitérera l'emploi de ces préparations autant de fois qu'on le jugera convenable, en ayant toujours le soin de leur faire subir les modifications relatives au tempérament, à l'âge et à une foule d'autres circonstances qu'il serait inutile ou fastidieux d'énumérer, d'après ce que nous en avons dit ailleurs en parlant du traitement en général.

Objet de tous les vœux et de tant d'efforts impuissans, la réaction, ce résultat important, qu'il sera désormais facile d'obtenir à l'aide de cette nouvelle application thérapeutique, autorisera et favorisera à la fois les émissions sanguines, soit générales, soit locales, que quelques praticiens avaient cru pouvoir préconiser, mais contre l'emploi desquelles s'élevaient avec force le raisonnement, l'expérience et l'observation.

Dans cette phase du choléra, la soustraction d'une certaine quantité de sang est non seulement inutile, mais impossible, mais dangereuse. Il faut donc certaines conditions pour que les émissions sanguines puissent avoir lieu, et pour que surtout elles soient couronnées de succès. Eh bien ! ces conditions, déterminées promptement et sûrement par le sulfure de carbone, consistent dans l'excitation du système nerveux, dans l'activité du cœur et du système artériel, non moins que dans une augmentation de la température de tout le corps, et enfin dans une répartition plus régulière de tous les mouvemens organico-vitaux. Or, et ce point nous paraît incontestable, c'est seulement lorsque cette heureuse réaction a lieu, que le sang peut couler, et que l'on peut dissiper les congestions qui tendent alors à se former vers les cavités encéphalique ou rachidienne, thoracique ou abdominale.

Persistera-t-on encore à dire maintenant que les saignées agissent simplement comme antiphlogistiques pour combatre une inflammation ? Mais leur action favorable doit être alors et est en effet évidemment trop prompte pour qu'il soit permis de penser qu'elles aient arrêté une inflammation aussi grave que celle qui serait censée produire et entretenir le choléra. Nous aimons mieux voir, dans leur emploi, un moyen purement mécanique de vider le système sanguin veineux, d'accélérer par là les contractions du cœur, de donner plus de liberté à la circulation qui s'enraye, de faire alors qu'en un temps donné, une plus grande quantité de sang soit soumise à l'influence de l'air dans les poumons, et soit oxydée, vivifiée. C'est en s'appuyant sur cette

explication que quelques praticiens, et notamment
M. Gendrin , emploient les émissions sanguines.

§. IV.ᵉ — *Traitement de la quatrième période.*
Seule voie légitime de solution , cette période
doit être livrée à elle-même , si elle est modérée
et suffisante. Elle ne demande guère , en effet ,
que des soins hygiéniques généraux. Le médecin
n'a donc autre chose à faire qu'à surveiller sa
marche et s'opposer aux accidens qu'elle occasion-
ne, quand elle n'est pas maintenue dans les limites
convenables. Mais , si elle se montre lente et
faible , insuffisante et mal assurée , il faut, sans hési-
ter , recourir de nouveau au sulfure de carbone ,
en se conformant toujours aux indications et
aux diverses circonstances qui peuvent en faire
modifier l'emploi. C'est alors aussi que les révulsifs cutanés continuent à jouer un rôle important. La réaction , au contraire , est-elle exces-
sive et anomale ? La méthode anti-phlogistique
dans toute son étendue est la seule ressource
que l'on puisse invoquer. Ainsi tenir les cholériques au milieu d'une température peu élevée ;
faire respirer un air convenablement renouvelé ;
prescrire la diète , des boissons rafraîchissantes
ou à la glace (1) , et la glace elle-même dont on

____

(1) Pendant notre séjour à Montpellier où tous les ans
notre pratique nous offrait quelques cas de choléra sporadique, nous avons obtenu des succès remarquables de
l'emploi des limonades à la glace et des glaces au citron.

peut faire des applications sur la tête , plus ou moins prolongées ; pratiquer des fomentations émollientes , soit simples , soit laudanisées , ou tenir des cataplasmes de même nature sur les extrémités ou autres parties du corps ; recourir enfin aux émissions sanguines. Tels sont les moyens puissans à l'aide desquels on parvient à calmer, à modérer ce travail excessif de réaction , alors qu'on n'est pas assez heureux pour le dissiper promptement et sans obstacle.

Si , indépendamment des fréquentes congestions cérébrales , pulmonaires , abdominales , qui se manifestent , on voit éclater des symptômes typhoïdes d'intensité variable , on ne doit jamais perdre de vue que le meilleur moyen d'y rémédier consiste dans les révulsifs cutanés dont l'heureux emploi trouve encore ici , concurremment avec les moyens déjà indiqués , une juste , une utile application. Nous recommanderons seulement d'être très-réservés dans les émissions sanguines , surtout quand les symptômes typhoïdes sont très-prononcés.

Nous passerons sous silence le traitement spécial de quelques symptômes dont la persistance ne contribue pas peu à aggraver les fatigues , les douleurs et les dangers du choléra. Ce serait, en effet , s'exposer à des redites oiseuses , à de fastidieuses répétitions , puisque nous avons eu le soin d'indiquer successivement , et dans leur ordre respectif, les divers moyens qui conviennent à ces symptômes, soit qu'on les considère dans leur ensemble, soit qu'on les étudie séparément. Il en est un cependant qui se prolonge souvent jusque dans la convalescence, et qui, par cela même, mérite d'être noté : c'est le battement, ordinairement non continu, du tronc cœliaque ou de l'aorte abdominale. Ce symptôme, dont nous n'avions pas encore parlé, cède en général assez promptement à l'application d'une vessie remplie de glace, à l'usage des émulsions et du sirop d'orgeat.

CHAPITRE VIII.

TRAITEMENT DE LA CONVALESCENCE.

> « Un médecin qui abandonne ses ma-
> » lades lorsqu'ils sont convalescens, peut
> » se comparer à un pilote qui ne pren-
> » drait plus soin de son vaisseau, lorsqu'il
> » s'approcherait du port. » (FRANK.)

Pénible, lente, difficile, incertaine, exposée à des rechûtes fréquentes, souvent mortelle parce qu'elle se trouve continuellement troublée par les causes, en apparence les plus insignifiantes, et traversée par de nouveaux accidens, la convalescence du choléra exige les plus grandes pré-

cautions , la surveillance la plus active de la
part du médecin , et une docilité remarquable
de la part des malades. En effet , leur suscepti-
bilité est telle , qu'un simple refroidissement des
pieds, que les émotions pénibles les plus légè-
res , qu'un bouillon plus fort que de coutume ,
etc. , suffisent pour provoquer une rechûte promptement mortelle. Il faut donc écarter, avec un
soin scrupuleux , tout ce qui peut faire naître
le germe de nouveaux accidens, auxquels les
convalescens succombent d'autant plus vîte , que
le traitement, approprié à ces divers états morbides, ne peut plus souvent être employé à
cause de la débilitation profonde , inévitable ,
des pertes énormes de l'économie , non moins
que des désordres fâcheux produits sur l'organisme par cette singulière et effroyable affection.

En conséquence, éviter de sortir trop tôt et
surtout le soir, de s'exposer à un courant d'air
frais, de rester découverts pendant le sommeil ;
se faire brosser légèrement la peau chaque jour ,
prendre des bains tièdes (1), dont l'utilité est
incontestable ; porter de la flanelle sur tout le
corps ; continuer long-temps l'usage des moyens
qui avaient combattu avec avantage les accidens

––––––––––

(1) Les bains doivent être interdits aux convalescens
qui ont les extrémités inférieures œdématiées.

dont la disparition finit la maladie et commence
la convalescence ; ne revenir que le plus tard
possible aux alimens très-nourrissans ; s'abstenir
surtout de liqueurs spiritueuses et de café, etc. :
telles sont les précautions indispensables à prendre
par les cholériques, jusqu'à ce que leur guérison soit parfaitement consolidée.

Mais si, malgré toutes ces précautions, il survient des rechûtes (1), dont les symptômes offrent ordinairement plus de gravité, plus d'intensité que lors de la première invasion, il faut
leur opposer, avec toute l'énergie convenable,
la série des moyens que nous avons assignés à
chaque période, à chaque forme de la maladie.

Nous ne devons pas oublier de dire que
l'homme de l'art doit chercher à triompher de
la constipation prolongée, opiniâtre, qui tourmente cruellement les convalescens, soit par un
régime convenable, soit par un suppositoire de
savon, soit par des lavemens appropriés, soit
enfin par l'huile de ricin ou l'eau de Sedlitz.

------

(1) Dans toutes les maladies, les rechûtes sont dange-
reuses, mais elles produisent souvent une mort instantanée
dans celle qui fixe en ce moment notre attention.

CHAPITRE IX.

TRAITEMENT PRÉSERVATIF.

> « La recherche d'un préservatif est à
> » reléguer avec celle de la pierre philo-
> » sophale. »

Sı vous demandez aux pharmaciens s'il y a des
remèdes préservatifs du choléra-morbus, ils vous
répondront presque tous par l'affirmative. Les médecins, au contraire, qui n'ont, ni camphre, ni
chlorures à vendre, seront plus réservés, et vous
diront, que de même qu'il n'existe point de *spécifique* pour guérir le choléra, de même on ne connaît
aucun moyen efficace de s'en garantir; et il en sera
ainsi autant de temps que l'on ignorera la nature
et le mode d'action de la cause qui le produit. Par
là, se trouve jugée la valeur de cette innombrable
série de moyens préservatifs, inventés et exploités
avec art par le charlatanisme, par la sottise humaine. Et cependant depuis l'emplâtre polonais de
la Princesse Lobekowitz, le camphre, les vinaigres
aromatisés, les alcoolats, les mixtures, les sels
odorans, les emplâtres de toute espèce, les chlorures sous toutes les formes, *voire* même la
proposition de purger l'air à coups de canon ,

jusqu'au déjeuné d'ail et d'oignons blancs; depuis. le portier dans sa loge, jusqu'à la marquise dans son salon, faisant fumer le tabac à ses demoiselles, tout a été tenté, et chacun, dans sa crédule terreur, prétend posséder le secret préservatif du choléra. Or, non seulement ces moyens ne récèlent aucune vertu préservative, mais de graves inconvéniens sont même attachés à quelques-uns d'entr'eux.

Des maux de tête, des tintemens d'oreille, des éblouissemens, des vertiges, des anxiétés, des chaleurs de poitrine, de la toux, de l'irritation à la gorge, et même des bronchites, des mouvemens nerveux, etc., etc, tels sont les principaux résultats, produits, par exemple, par l'usage du camphre et des chlorures qui ont été comme un véritable impôt, levé sur la crédulité publique.

A Dieu ne plaise que nous voulions les proscrire entièrement, et les laisser renfermés dans les bocaux des pharmaciens! Restreint dans de sages limites, l'emploi des chlorures peut être très utile, non comme moyen préservatif, mais seulement à titre de désinfectant. Qu'on ne s'en serve donc plus que pour désinfecter les cabinets de garde-robe, les lieux d'aisances, les plombs de cuisines, les conduits des eaux ménagères, les salles d'amphithéâtres, les prisons, les hôpitaux, les endroits où se rassemble habituellement un grand nombre d'individus, partout, en un mot, où

peuvent se former de mauvaises émanations.
Quant au camphre, il n'a que des inconvéniens
sans aucune compensation.

Toute la prophylaxie du choléra se trouve
donc réduite à cette partie de la médecine,
qui s'occupe de l'art de conserver la santé sans
diminuer ses jouissances. En effet, aux yeux
d'une raison éclairée, l'hygiène peut seule ras-
surer l'imagination et conjurer l'épidémie.

En conséquence, user de tout et n'abuser de
rien ; ne rien changer à un régime sobre quel
qu'il soit, si on y est déjà habitué depuis long-
temps ; combiner dans de justes proportions les
substances animales avec les substances végétales, et cela en raison de l'habitude, des lo-
calités et de la tolérance individuelle ; éviter soi-
gneusement tout ce qui peut produire des indigestions, ou même des digestions difficiles ;
proscrire les fruits non murs et de mauvaise
nature, les assaisonnemens d'un goût très-relevé,
les boissons spiritueuses et les liqueurs fortes ;
respirer un air pur ; vivre dans des habitations
salubres, et éviter surtout les transitions brusques d'un lieu chaud à un lieu froid et humide ;
ne pas s'exposer aux inclémences de l'air ; prévenir l'humidité et le refroidissement par l'usage
des chaussons et des camisolles de flanelle ;
changer fréquemment de linge ; prendre de temps
en temps des bains tièdes peu prolongés et de

simple propreté pour favoriser la libre transpiration cutanée ; surveiller attentivement les sé-
crétions et les excrétions ; être continent, calme,
tranquille, ferme, courageux (1); dissiper les
causes d'insalubrité qui peuvent se trouver dans
chaque lieu ; écarter celles qui peuvent tenter
de s'y introduire; établir des bureaux de secours; prévenir tous les besoins ; répondre à
toutes les nécessités ; substituer enfin, dans quelques cas, la bienfaisance aux lumières de la
science, aux procédés de l'art, aux raisonne-
mens et aux exhortations : voilà les vrais préservatifs, les seuls qui n'ont jamais été vendus.

---

(1) Ceux que la peur poursuit sans cesse, sont assez
ordinairement la matière première du choléra.

FIN.

www.ingramcontent.com/pod-product-compliance
Ingram Content Group UK Ltd.
Pitfield, Milton Keynes, MK11 3LW, UK
UKHW020946140726
13695UKWH00003B/1239